全国医学教育发展中心医学教育译丛

丛书翻译委员会顾问　**韩启德　林蕙青**

丛书翻译委员会主任　**詹启敏**

反思性实践能力培养
给医学生、医生和教师的指南

Developing Reflective Practice
A Guide for Medical Students, Doctors and Teachers

原　著　Andrew Grant　Judy McKimm　Fiona Murphy

主　译　唐其柱

副主译　余保平　曾德军

译　者　(按姓氏笔画排序)

　　　　卢章洪　乐　江　刘　谦　刘慧敏　李孔玲　吴　夏

　　　　何　莉　何春燕　余保平　汪　琳　罗凤玲　周　舟

　　　　唐其柱　曾德军　蔡书翰

　　　　(本书译者均来自武汉大学)

U0284262

人民卫生出版社

·北　京·

以医学教育科学研究推进医学教育改革与发展。

本套译丛的出版对于我国医学教育研究的科学化和

专业化具有重要作用。

孙咏莉

医学教育研究要研究真问题，密切联系实际；

要努力发现规律，促进医学教育高质量发展。

林蕙青

译丛序言

医学教育是卫生健康事业发展的重要基石,也是我国建设高质量教育体系的重要组成部分。2020年9月,国务院办公厅印发《关于加快医学教育创新发展的指导意见》,明确指出要把医学教育摆在关系教育和卫生健康事业优先发展的重要地位,要全面提高人才培养质量,为推进健康中国建设、保障人民健康提供强有力的人才保障。医学教育科学研究是医学教育改革与发展的重要支撑,发挥着引领作用。当前,我国已经建立起全球最大的医学教育体系,但在医学教育科学研究上还较为薄弱,在医学教育的最新理念和医学教育模式创新上还相对落后。引进和翻译国际权威、经典的医学教育专业书籍有助于拓宽我们的视野,是提升医学教育科学研究水平和掌握国际医学教育新理念行之有效的方法,对我国医学教育事业改革发展有重要的意义。

北京大学全国医学教育发展中心自2018年5月成立以来,始终以推动我国医学教育改革与发展为己任,以医学教育学科建设为核心推进医学教育科学研究。2019年5月,中心联合全国20所知名高等医学院校联合发起成立全国高等院校医学教育研究联盟,旨在凝聚各高等院校医学教育研究力量,推动中国医学教育研究的专业化、科学化和可持续发展,促进医学教育研究成果的生成、转化和实践推广,引领和推动医学教育发展。2020年7~10月全国医学教育发展中心携手人民卫生出版社,依托全国高等院校医学教育研究联盟,牵头组织研究联盟中的国内知名院校和知名医学教育专家,组织开展了国际经典或前沿的医学教育著作的甄选工作,共同建设"全国医学教育发展中心医学教育译丛",期望出版一套高质量、高水平、可读性和指导性强的医学教育译作丛书,为国内医学教育工作者和医学教育研究人员提供参考借鉴。2020年11

月，"全国医学教育发展中心医学教育译丛"启动仪式在中国高等教育学会医学教育专业委员会、全国医学教育发展中心和人民卫生出版社共同主办的"全国高等医药教材建设与医学教育研究暨人民卫生出版社专家咨询 2020 年年会"上隆重举行。

"全国医学教育发展中心医学教育译丛"最终共甄选 11 本医学教育著作，包括国际医学教育研究协会（Association for the Study of Medical Education，ASME）最新组织全球知名医学教育专家编写的 *Understanding Medical Education：Evidence，Theory and Practice*；既有医学教育中教与学的理论性著作，如 *ABC of Learning and Teaching in Medicine*、*Comprehensive Healthcare Simulation：Mastery Learning in Health Professions Education*，又有医学教育教与学中的实践指南，如 *Principles and Practice of Case-based Clinical Reasoning Education*、*Developing Reflective Practice*。译丛还围绕特定专题，如教师发展、临床教育、叙事医学、外科教育等选择了相关代表性著作。*Medical Education for the Future：Identity，Power and Location* 和 *Professional Responsibility：the Fundamental Issue in Education and Health Care Reform* 则帮助读者从社会学、政治学、哲学等多学科视角理解医学职业和医学教育。

这些医学教育著作在甄选时充分注意学术性与实践性的统一，注意著作对我国医学教育实施和研究的针对性和引领性。为充分开展"全国医学教育发展中心医学教育译丛"工作，全国医学教育发展中心专门组织成立丛书翻译委员会，并邀请第十届及第十一届全国人民代表大会常务委员会副委员长、中国人民政治协商会议第十二届全国委员会副主席、中国科学技术协会名誉主席、中国科学院院士韩启德与教育部原副部长、教育部医学教育专家委员会主任委员、中国高等教育学会副会长、全国医学教育发展中心名誉主任林蕙青担任顾问。邀请国内 11 位医学教育知名专家担任委员，11 所知名医学院校分别担任各书主译单位。秘书处设立在全国医学教育发展中心，具体工作由全国高等院校医学教育研究联盟工作组推进实施。

"全国医学教育发展中心医学教育译丛"是一项大工程，在我国医学教育史上实属首次。译丛的整体完成会历时相对较长，但我们坚信，这套译丛中的各著作的陆续出版将会形成我国医学教育中的一道亮丽风景线，对我国医学教育事业具有重要作用，也必将对我国医学教育学科和医学教育的科学化研究的推进提供强大助力。

感谢北京大学全国医学教育发展中心和全国高等院校医学教育研究联盟为此付出辛勤努力的各位老师,感谢人民卫生出版社的大力支持!

詹启敏

中国工程院院士

北京大学全国医学教育发展中心主任

全国高等院校医学教育研究联盟理事长

2021 年 10 月

全国医学教育发展中心医学教育译丛
丛书翻译委员会

顾　　问　韩启德　林蕙青

主　　任　詹启敏

委　　员　（以姓氏笔画为序）

马建辉　　王维民　　肖海鹏

沈洪兵　　张　林　　陈　翔

闻德亮　　唐其柱　　黄　钢

曹德品　　黎孟枫

秘 书 处　北京大学全国医学教育发展中心

全国高等院校医学教育研究联盟工作组

译者前言

医学教育中的反思性实践及其学术研究,在国内并没有引起大家的普遍重视。事实上,无论是具体医疗实践中,还是医学教育实践中,反思一直存在并伴随其中。如大家熟知的 PBL 教学、临床病例讨论、自主学习模式等,都有反思性的思维与行为。但反思能力如何发展,学生反思性思维如何评价,反思如何改变临床行为等一系列的问题还有待我们深入研究、讨论和实践。

国际上关于反思及其实践的研究比国内早。反思能力被许多国家和国际教育组织写入对医学本科、研究生教育的预期培养目标中。研究表明,反思是一种元认知过程,是"有关思考的思考",它贯穿于情境事件的前期、中期和后期全过程,从而加深对自我和情境事件的理解,并运用于未来情境事件。而且,反思是一个可控的认知过程,可开发各种训练策略来促进反思。因此,引入和介绍国际上关于反思性实践有关的学术著作,对于促进医学教育研究及成果转化,提升医学教育质量水平有较强的推动作用。

Developing Reflective Practice 由英国斯旺西大学医学院的三位教育专家 Andrew Grant、Judy McKimn 和 Fiona Murphy 教授联合编著。本书聚焦于反思性实践能力培养的主题,从四个方面分别论述了什么是反思、如何学习反思、促进反思及成为反思性的实践者。全书既介绍了关于反思的教育学理论基础,也结合医学教育和医疗实践分析具体的反思活动行为。反思能力被认为是临床专业能力的一个重要特征,对处于不同职业发展阶段的医生都有指导意义。对医学教育工作者来说,开展反思性教学与指导学生反思性学习,可以有效提高教学效果。对于学生而言,反思可能是最有效的学习策略。因此,本书为医学生、医生和教师开展反思性的学习与教学都提供了指导性的策略建议,对提高医学教育质量和改善医疗专业能力具有重要的学习借鉴价值。

　　鉴于此,武汉大学医学部基础医学院、临床学院及相关单位的热心教师组成翻译团队,共同努力,完成了本书的翻译工作。在出版过程中,得到人民卫生出版社领导和编辑同志的鼎力相助,在此深表感谢!

　　由于译者水平有限,错误和不当之处在所难免,恳请读者批评指正。

唐其柱

武汉大学

2022 年 11 月

原著致谢

　　首先感谢学生和同事们多年来帮助我们发展和形成了书中的思想与观点。特别要感谢斯旺西医学院(Swansea Medical School) Graduate Entry Medicine 项目和领导力硕士班的学生,他们慷慨地提供了反思性写作的例子。还有第九章的作者 Sam May 提供的帮助,以及 Charlie Cope 提供的行政支持。最后,我们要感谢合作伙伴(Alistair、Andy 和 Phil)以及我们的家人,感谢他们一直以来对我们写作的支持。

关于作者

Andrew Grant

Andrew Grant 教授是斯旺西大学医学院医学教育学院（Medical Education at Swansea University Medical School）院长。他的博士论文（完成于 2005 年）是以三年级医学生的反思性学习为基础。他在本科医学教育中积累了许多反思性学习的经验。作为一名执业全科医生，Andrew 每年都会为评估之需完成一份"反思作品集"。尽管他是一名忙碌的从业者和教育者，但保存"反思作品集"这个习惯使得他对记录书面反思的实用性有了深刻的认识。Andrew 在伦敦西北部做了 10 年的全科医生，然后开始了全职的医学教育学术生涯。

Judy McKimm

Judy McKimm 是斯旺西大学医学院教育战略发展部门负责人和医学教育教授。2011—2014 年，她担任斯旺西大学医学院的医学教育学院院长。在此之前，她于 2007—2011 年在新西兰奥克兰大学（University of Auckland）工作，并在联合理工学院（Unitec Institute of Technology）担任健康与社会护理专业的副院长。Judy 最初接受的护士培训，拥有社会和健康科学、教育和管理方面的学术背景。

她曾担任伦敦帝国理工学院（Imperial College London）本科医学主任，并领导了新本科医学方案的课程开发和实施。她曾为英国国际发展部、澳大利亚国际开发署、世界银行和世界卫生组织在葡萄牙、希腊、波斯尼亚和黑塞哥维那、澳大利亚等国家和地区开展 60 多个国际卫生人力和教育改革项目工作。她在医学教育、领导力和职业认同等方面论著颇丰。

Fiona Murphy

Fiona Murphy 是利默里克大学护理和助产系（Department of Nursing and

Midwifery at the University of Limerick)临床护理教授。在此之前,她曾在斯旺西大学任副教授,并广泛参与向各级医疗从业者提供项目。她在促进医护专业人员反思性实践的教学和学习方面有丰富的经验,特别是报告和分析临床实践中的重大事件。Fiona 接受过护士和公共卫生护士的培训,曾在英国、爱尔兰和美国等地工作。

目　录

第一部分　什么是反思

第二部分　学 习 反 思

第三部分　促进反思

第四部分　成为一个反思的实践者

第一部分
什么是反思

1

第一章　关于反思的观点

　　如果你是一名正在接受培训的学生或医生,你阅读这本书很可能是因为你被告知,反思是你当下学习的一个必要部分,并且在某种程度上期望你为这种反思性活动提供证据。本书旨在帮助你更好地利用投入在反思性活动中的时间,这对个人以及学习益处颇多,也有利于你作为学习者和未来执业者更好地掌握技能。本书还适用于(希望能帮助到)对开展高效且有意义的反思性实践感兴趣的临床和学术教师们——无论你们的学生处于教育或培训的哪个阶段。本书同样适用于为了不断提升专业能力而开展反思性活动的医生们——无论你们处于职业生涯的哪个阶段。本章末尾介绍了全书的结构,并对每一章的内容进行了概述。在此之前,作为本书背景介绍的一部分,每位作者均撰写了"反思的反思",讨论了将反思性实践纳入课程的挑战及益处。

一、反思性学习:影响深远

　　我的博士学位论文探讨的是医学专业本科生的反思性学习,我对其可能的应用非常感兴趣。深入研究这个领域后,我了解到反思可以从多方面促进医学生的学习。

　　我早期的研究侧重于将反思视作一种从经验中学习的方式,我会使用一些技巧来帮助学生反思学习经历,并确定其所揭示的学习需求。我使用了基于库伯学习环理论(Kolb,1984)的模板以及反思性学习促进小组(Grant,2013)来支持这种学习形式。我通过在这一领域的研究发现,反思性学习有助于学生更好地整合学习,并提升内驱力。当学生解决他们自己确定的学习需求时,这种动机是内在的。反思能让医学生不断更新并积淀知识体系,因此他们不仅会再现已经掌握的知识,更为重要的是,他们能在未来应用这些知识,这可能与他们最初获取这些知识时的环境有所不同。医学生面临着一个他们必须掌握的广泛、多样和相互关联的知识体系。反思就提供了这样一个强有力的工具,医学生能够对过程进行控制,并时刻了解自己的知识体系:它的优势在哪里,差异是什么。

进一步研究告诉我,尽管很重要,但利用反思管理你知道的和你需要知道的知识只是反思性学习的一个方面。医学生不仅要掌握大量的适用于多种临床情况的知识,还必须发展职业能力。反思临床经历可以使医学生检验自身的价值观,认识到成为一名言行举止合格的医生还需要提升的能力。

反思日渐成为医学生和处于职业生涯各阶段的执业医师的核心学习活动。当下,核心学习活动数量与日俱增,反思也成为其重要的组成部分。特别值得注意的是,反思是如何融入遴选过程之中并构成职业精神的重要一环的。例如,在本科生和专业培训的选拔过程中,申请者通常会被问及当多种需求相互冲突之时,他们做何选择,并对其选择进行解释和反思。他们还可能被要求反思他们面临的重大事件或道德困境,并讨论他们在这个过程中学到了什么,以及这将如何影响他们未来的实践。反思是职业精神的一个关键方面,缺乏反思和自我洞察往往会导致非专业行为。英国医学总会(the General Medical Council,GMC)指出,“无论是否犯罪,这种不当行为均表明医生缺乏诚信,表明他们不愿意以合乎道德或负责任的方式执业,或显示其严重缺乏对后果的洞察力,这些会使得医生的职业资格受到质疑”(GMC,2014)。医学生和医生的这类行为可能会引起所在医学院、大学或监管机构对其展开调查。作为医生适任情况(FTP)调查过程的一部分,他们可能会被要求对事件进行描述,并通过反思证明其洞察自身行为和产生后果的能力。例如,对于那些参加英国医学总会举行的医生适任情况听证会的医生,医生辩护服务机构建议他们针对自身情况提出个人见解以及支撑证据,“医生应该写下他们的反思,对其观点字斟句酌并将其提交给医生适任情况调查小组。当医生在提供口头证据时,这项练习将有助于他们陈述自身情况。”(英国医生辩护服务,2016)。在展现反思行为重要性上,这些例子十分极端,但其凸显了在个人职业生涯中秉承职业精神的重要性,而职业精神恰恰建立在自我洞察、反思和学习的基础之上。

(Andrew Grant)

二、尽早开始,养成习惯

在研究生领导力课程培训领域,我与我的博士生已耕耘十年有余,这段经历让我思考,如若为本科及以上阶段的学生提供有目的的反思培训,效果会如何? 与许多硕士课程一样,关键的学习成果和“可迁移技能”是能够反思、行动和批判性思考,并与实践挂钩。当我思索如何将反思和批判性思维融入课程时,我的脑海之中浮现出几个问题。第一个问题是,大多数学生对参加正式的反思性活动准备不足(而且经常抗拒)。虽然他们更乐于通过小组活动和班级活动进行反思,但当涉及写作,特别是撰写总结性评估时,往往困难重重。大多数正在接受培训的学生和医生在很大程度上,都没有做过任何有目的的反思,除了可能写一些没有得到反馈的反思性报告,或者将其视作一项必须完成的任务,而未进行总结。因此,一种思路是,我们可以对教师进行培训,让他们了解从一开始就可以将反思融入课程的不同方式、反思可以被评估的方式(正式的和非正式的、形成性的和总结性的),以及如何克服学生方面的阻力。Kurt Lewin 曾说:"没有什么比一个好的理论更实用"(Lewin,1946),我想将这句话改为"没有什么比一个好的反思更实用"。接下来,Fiona Murphy 将会更多地谈到一些挑战,但我的学生们表示,把他们培养成为一名真正的反思性实践者,好处远大于挑战(详见本章和后面章节的引述)。

那么,在领导力培训项目中,我们应该做些什么来帮助学生将反思作为一种常规的学习和实践活动呢? 首先我们需要开诚布公,讨论学生的反思性实践,正面和负面均要有所涉及,并将其与课程及课程要求结合起来考察。我们知道"评估驱动学习",正因为每份书面作业都包含了反思成分,它也成为一个关键的激励因素。在为期 8 天的答疑与讨论时间里,我们花了半天的时间和学生们一起讨论反思性实践及其在培养领导力上的重要性,这包括理论综述、理论框架与模型、将经验和观察与领导力文献相结合的重要性,以及"好的"和"不好的"反思是什么样的。最重要的是,学生能进行反思性实践,并得到来自导师和同伴的口头及书面形式的建设性反馈。虽然我们着眼于教授领导力"理论",但我们的目标远不止此,这也体现在一位学生的书面反思中:

> "我对课程的预期是学习指导实践的知识,但实际不仅如此,我还掌握了一种将任何理论与实践相结合的思维方式。"

这种思维方式的核心是反思。在整个课程中,我们采取反思性的教学方法:质疑自身和他人的实践;鼓励大胆挑战,促进"激烈的对话";帮助学生认清自己,了解自己的优势和不足,传授给学生不同的工具和技巧,使其批判性地、多角度地提出不同的见解,如 de Bono 提出的"六顶思考帽"(de Bono,1885)、"假如……会如何?"和"移情映射"。一系列反思性和批判性思考评估包括:分析重大事件、反思性描述自身的"领导力之旅"、批判性评论一篇领导力文章、评价有效的和失败的领导力、反思质量提升项目管理方式,以及对自身作为"变革领导者"进行批判性反思。一位参加临床领导力培训课程的学生在第一学年结束时写下了一段话,恰好体现了这些活动最精彩的部分:

"我认为最大的收获在于我了解了我是一名什么类型的领导者。此前，我以为我对此了然于心，我以为我了解自己的长处和短处，并且深谙成功领导团队所需的特质和行为。但这门课让我愈发了解自己，更深层次地理解真实世界和虚拟世界之间的差异。我培养了挑战现状的勇气，我敢于对抗压迫并坚定地实施不受欢迎的措施，我了解了何时应行使合法权利。"

如果可以融入以反思和批判性思维为核心的课程理念、方法和活动，从而引导学习者进行深度思考，那么我们将培养新一代的反思性实践者，他们会拥有 Kouzes 和 Posner 所说的"心灵的勇气"(2009)，从而面对挑战并改善医疗行业。

(Judy McKimm)

三、开展反思性实践面临的挑战

本部分旨在阐明，在医生职业生涯初期以及持续的职业发展过程中，反思性实践均可产生积极的贡献。反思性实践不仅是关于教与学，也是培养个人批判性思考的技巧，为其提供不断质疑的途径，不仅针对当下的实践，也针对实践背景。将反思性实践融入课程，我们会面临一个挑战，即如何确保反思性实践不会为形式主义所累，如何避免学习者只是机械地完成反思步骤，提供他们认为教师和评估者期待看到的反思性材料。有时，反思性过程本身比产出满足外部标准的结果更为重要。本质上，反思性实践和反思性实践者均存在潜在的颠覆性，而我们需要对这种颠覆性元素进行开发和引导。通过反思，个人能以一种批判性的方式评估医疗和医疗操作，并从不同的角度看待它，进而挑战医疗领域的主流话语，提供替代方案。医学教育者面临的挑战是确保学习者能够习得这些技能。

反思性实践面临的另一个挑战是证明自身的有效性。在医疗领域，反思性实践的确得以广泛接受，但除此之外，几乎没有实证证据支持其部分主张。在以证据为基础的医疗体系中，成效往往需要特定的证据进行佐证，反思性实践在这方面的确有所欠缺。然而，有人会反驳，这种方式过于简化，并不能评估所有情形。所以，尽管难以获得这类证据，这并不意味着它不值得采用。然而，对反思性实践的效用和效力仍存在分歧，需要我们认真对待和处理。

最后的挑战是，在这样一个快速发展的全球化世界里，社交媒体占据主导地位，反思和行动是否仍然有意义？我们可以获取主题多样的大量信息，这是当代社会和医疗的特点之一。然而，这些信息可能被扭曲，真实度也存疑，因此更有必要暂停脚步,批判性地反思信息的性质及其来源。因此,反思技能——尤其是批判性反思——在当代社会和医疗中更为重要。

（Fiona Murphy）

四、本书的结构和内容概览

本书分为四部分,每个部分从不同角度解读反思和反思性活动。

第一部分:什么是反思

第二部分:学习反思

第三部分:促进反思

第四部分:成为一个反思的实践者

在第一部分里,我们描述并探索反思和反思性活动的理论基础,以及一些有助于指导和构建反思性活动的框架和模型。它们与关键的教育、政治和职业驱动因素相关,当下我们反复强调确保医生成为有意识的反思性实践者,这些因素也起着推动作用。第二章具体讨论了广义的反思和反思性实践,描述了它们是什么(以及它们不是什么)。我们探究了学习者需要反思的原因,以及他们期望从反思性学习中获得什么。我们还探讨了非正式的日常反思与正式的结构化学习活动之间的区别,在正式的结构化学习活动中,许多课程要求学习者参与并描述反思技巧。在此基础上,我们在第三章中采用多学科的方法并结合史学来探索和解释医学生、实习医生和正式医生的反思,并从主流的教育学、哲学和心理学理论(包括 Dewey、Freire、Kolb、Vygotsky、Ausubel 和 Schön 的理论)解释反思性实践的来源。

第二部分专门为学习者和医生编写,指导如何将反思融入日常学习和活动中,尤其是将其融入临床实践之中。第四章阐述了一系列重要模型和框架,这些模型和框架已经或正在用于构建、解释和促进反思。本章讨论在何种环境下反思可能会产生效果,考察其优点和局限性,并提供证据支撑。在第五章中,重点探讨哪些实践活动有助于促进临床实践反思,通过案例研究和案例分析,将第三章和第四章中描述的部分理论和框架应用到具体情形中。本章主要着眼于对行动、活动和模型的反思,帮助医生发现和反思已经发生的事件。第六章中,我们将写作视为一个深层次的反思性过程。它着眼于反思写作涉及的各种活动、要求和方式,包括通过期刊、日记、日志和电子学习档案进行的非正式、个人和形成性反思,以及总结性评估的撰写。在第七章中,我们着眼于不同学习和临床案例中涉及反思的面对面活动。它可以是单个学习者与指导者或教师一对一合作,如评估、监督、指导或辅导,或学习者在一个由若干朋辈组成的小组内与指导者合作,例如基于问题或案例的学习。在第八章中,我们将反思视作一种通过研究和批判性质疑来促进和获取自身实践知识的方式，并加以探讨。本章通过实例和插图讨论反思、知识生成、批判性思维和行动研究。

在第三部分中，我们将视角转移到教师、教育工作者或培训教师上，他们在非正式或正式场合中推动个人或学习小组践行反思。第九章着眼于课程计划(无论是在本科、研究生或职业发展阶段)，以及如何通过各种方式和活动将反思融入课程之中。本章还探讨了教师该如何评估课程计划产生的影响，如何评估课程计划是否成功，并提供了具体的学习和教学方法，用来鼓励、支持和促进反思和反思实践。其中包括正式的课堂教学、临床活动、自主学习(包括数字化学习)，以及充分利用非正式、随机的反思学习机会。第十章从教育工作者的角度出发，探讨如何评估反思性方法和反思性实践。本章讨论了一系列评估方式和反馈(包括书面、口头和实践形式)、它们的优点和局限性、如何将批判性反思纳入其中，以及如何最好地利用评估和反馈来鼓励反思。我们还研究了反思评估将如何改变学习者的反思性学习方式，甚至可能削弱预期学习效果。

第四部分探讨广义的反思和终身反思，以及通过践行反思获得成长。在前几章的基础上，第十一章探讨反思在建立、发展和重新审视职业认同中的关键作用。本章讨论专业人士如何发展和重新评估职业认同，生活事件、个人环境和个性特征如何对职业认同造成影响，以及引导或更有目的性的反思如何帮助缓解或预防压力或倦怠。本章也涉及反思如何对职业认同产生挑战。第十二章是本书的尾声，涉及反思在培训、终身学习和职业发展中的作用，尤其关注评估和再次得到认可的过程。本章介绍了如何最好地汇编一系列令人满意的证据，以期再次获得认可，以及如何构建融反思为一体的评估架构，同时更深入地探讨了所涉及的基础学习过程，以及这些过程如何促进或抑制反思。

(吴夏　唐其柱　译)

2

第二章　何为反思，为何反思

本章将审视为何要求学生反思，以及他们能从反思性学习中收获什么。我们亦将探讨日常生活中的各类反思性活动(例如开车回家途中回想当天的工作)与结构化的反思性学习活动(通常为教学大纲或培训项目所要求进行的环节)之间的区别。我们还将细致描述通过反思可以获得哪些成效，并介绍一些技巧来帮助你找到反思性学习的方法，从而有助于提高你的实践能力。

一、为何要求学生反思

初次面临需要在学习过程中融入反思性活动时，很多学生会不知所措。当需要提交反思性学习作业时，他们不清楚作业应该是什么样的；如果作业要打分的话，他们也不知道如何才能获取高分。那么，究竟是什么原因让教师决定是否在教学活动中融入反思呢？

对于为何要鼓励(甚至要求)医生和其他卫生专业人员终身对自我的医疗实践进行反思，背后的原因有很多。如果反思性活动的安排合理且支持充分，它能赋予学生更强的学习责任感。尤为重要的是，反思性学习活动应当鼓励学生对自身的学习过程和专业能力培养的实践过程进行建设性的批判。本文所指的"批判"并非要像戏剧评论那样，也不是要挑刺，而是指不能毫不怀疑地对所谓的"正确观点"全盘接受，要随时准备好提问"为什么"，这也是从经验中学习来进行培养实践的有效方法。反思性学习者应当乐于对现有理解背后的基础假说提出质疑，并随时准备好寻找自身知识中可能存在的矛盾与分歧。教室里的学生很容易被视为信息的接受者，而教师则是信息的传递者。但是我们知道，知识的构建是通过学生与教师及同学的社交互动来实现的。

因此,仅仅向学生传递信息并不能保证任何知识得以构建。相反,反思性学习者则要应对挑战,审视自己目前的理解与知识水平,并查看自身目前的经验水平是否与之相称;如果不满足要求,还需要进行哪些活动以使自己达到所需的理解水平。

相比于坐在教室里听教师讲课并只吸取事实信息,在进行反思性学习时,学生运用着截然不同的思维活动。反思性学习者能够剖析自身的知识理解情况,并质疑教师教授的内容,他们更易于将目前已掌握的知识和新信息进行整合,此类学习过程更有可能促成新知识或深度知识的主动构建(Ausubel,2000)。举例来说,如果选用记日志作为反思方法,学生要记录事件、写下思考,这一过程所经历的思维活动,与单纯的思考或者与他人交谈是不同的(Moon,1999)(见第六章反思性写作)。

反思性学习者不仅要思考如何才能学好,也要思考自己了解多少。这一认知活动通常被称为"元认知"(参见框2.1);换言之,就是对思考本身的思考或管理。

框2.1 元认知

元认知可能听起来又像是一个专业术语,它描述的是学生在吸收所获信息之外,更加主动地参与学习过程所进行的活动。从字面上解释,元认知活动就是"对思考本身的思考",它可能包括以下几个过程:

- 识别自己是如何学习的
- 确认自己需要学习什么
- 认识自身知识和技能的不足
- 明确为何自己需要去了解或学习某项内容
- 知晓学习的理由和对自身的重要性

通过元认知活动,反思性学习者得以意识到自己了解什么、不了解什么以及他们需要了解的事物的重要性。他们也应当能觉察到,在特定情况下自己能学得多好。这样就使得他们的学习更有目的性、更具内在驱动力,因为学习的理由源于自身内部。内在驱动的学习更有可能以深度学习的方式进行,也更有可能持续下去,而且还与更好的学生情感品质相关。这指的是学生对已完成的学习经历抱有更积极的态度。学生可能感到学习过程更令人愉悦,或者获得了个人成就感。学习管理提高了,加上随之产生的内在驱动力,学生便可获得更强的个人效能感。换言之,学生知道自己学了什么,也知道自己为何要学习这一内容,同时对于自身的理解力和胜任力具有良好的判断(参见框2.2)。

框 2.2 动机与自我效能

我们学习的理由或许会影响到学习效果的好坏,也会影响到学习用处的大小(Bruning,Schraw and Norby,2011)。

外在驱动的学习之所以存在,是因为学生被告知他需要去学习某项内容,或是为了取得别人眼中的重要成绩。这可能是教师指导下的学习过程,也可能是自己为了考试而进行的复习。外在驱动的学习通常采用的是表面学习方法,整合性较差。

内在驱动的学习之所以实施,是因为学生自己意识到所学内容是必需的或重要的,或者该内容激发了学生的学习兴趣或好奇心。内在驱动的学习更可能采取深度学习的方法,并将学习内容进行整合。

自我效能是个人对于自身有多大能力去完成某项工作的感觉(Bandura,1997)。根据 Dewey(1910)的理论,当学生意识到他们的理解存在疏漏时,正是自我效能促使他们填补校正这些他们自己发现的知识与理解缺陷。

二、反思在职业发展中的定位

作为一名医学生或有资质的医生,你可能会问:"为什么我需要提供反思性学习的证据?"当医生最初参加职业发展继续教育时,他们每年都要完成固定时长的听课量。不过这一措施对临床诊疗的促进作用可能有限(Mathers,Mitchell and Hunn,2012)。近年来,对有资质的执业医师的要求发生了变化,继而对医学生的要求也有了改变。例如,英国医学总会要求,作为年度考评周期和五年一度的再审核项目的一部分,每一个注册医生都需要提供针对其工作全方位的反思性学习活动的证据(见第十一章反思在提高职业认同中的作用、第十二章反思、再验证和评估)。通过参与反思性学习,执业医师会去思考与实践相关的、多少有点不寻常的事件,也会受到鞭策去回顾他们在这一领域的知识、技能或职业行为。通过将"听课时长"或参会考勤(很容易沦为打勾活动)管理法变为反思性的要求,医生们要进一步参与对其需要继续胜任和安全应用的知识技能的持续管理,在其中发挥更大的作用。每一位执业医师都会拥有一套独特的与其临床实践相关的知识与技能。因此,通过鼓励执业医师认清自身知识技能基础的优势与缺陷,他们就更容易开展特定的、内在驱动的学习活动,以满足个人的学习需求。当医生们参加说教式课程或会议时,他们应当反思自己是如何将所学应用于实践的。

以上所述适用于医学生和培训中的医生的学习过程,亦适用于有资质医生的职业发展继续教育。另外,通过在受教育和培训早期就把反思作为每日实践的一环,他们获得了在职业生涯中帮助自己持续学习、成长并监督自己是否为实践准备就绪的技能。不过,医生和医学生进行反思时的情绪会极大地影响到他们能从中获益多少。如果某个医生在提交截止日期前夜才勉强完成评价手册中要求的项目，并且认为这只是一项"打勾练习"的话，他就不大可能从中有所收获。这类医生亦会强化其关于反思性学习的观点，认为这种学习对其无益或与其无关。

常见问题 2.1　反思性学习和我每天闲暇时所做的事有区别吗？

答案是肯定的。

尽管学生需要完成的各种反思性任务之间差别很大，但它们与人人都会进行的、常常表现为自思自忖的、关于生活事件的反思仍具有以下不同点。

（1）多数反思性学习任务会要求你提供某种形式的证据，证明你确实进行了反思性学习。证据的形式可能为电子学习档案或者反思日志（见第九章反思的教学及辅导技巧）。

（2）反思性学习任务一般从要求你记录自己的经历和行为开始，因为这样会鼓励你对学习材料进行加工（更加深入地思考，从不同角度思考）。

（3）单纯的"闲暇时刻"反思可能是漫无目的的，而反思性学习任务会鼓励你去明确诸如以下的结果：

1）你的学习缺陷

2）你需要学习的领域

3）你的认识变化

4）未来你获取信息的不同方法

三、John Dewey 的贡献

Dewey 的研究为现今开展的多项反思性学习工作提供了理论基础。在其题为《我们如何思考》(1910)的书中，Dewey 写道：反思（正如反思性学习中的"反思"）是一种当学生意识到自身理解存在错误或缺陷时开始、当其着手解决这一不足时结束的、自觉且有意的行为。

总而言之，当一个人正式对自我学习进行反思时，他将运用某种结构来记录或描述学习中出现的情况，并会通过一系列问题或工具（例如带有或不带模板的电子学习档案）来着手解决（见第四章反思的理论框架、第五章在实践中反思、第六章反思性写作）。虽然此类反思与我们针对某一特定事件所进行的反思类似，其不同点在于此类反思是针对某一事件进行的目的明确的、结构化的反思，比如在电子学习档案、书面作业或关键事件或重要事件分析中提交一段反思性学习记录。许多（但并非全部的）反思性学习任务遵循这一准则。在第三章中我们将会再次探讨 Dewey 及其研究的影响，不过关键点在于，反思是被视为有意的行为，反思性学习任务因而鼓励这一有意行为，所以通常要求针对某一事件进行书面记录与反思。

> **常见问题 2.2　我需要记录这个内容吗？它重要吗？**
>
> 如果不把正在反思的事件记录下来，或者不花时间去加工处理，学生就不那么容易梳理出学习要点和已揭示的内容。Jenny Moon 将写一段反思记录描述为"向页面解释"（Moon, 1999）。

四、通过反思可以获得什么

如前所述，反思有助于提高学生对既往或当前的理解力及胜任力的认识，亦有助于增强如何将新知识、技能与经验与之整合的意识。通过提高对自身学习需求的认识，学生便可确保其学习是内在驱动的。例如，当要求医学生进行反思并改变自身学习与处理信息的方法时，他们还可能会考虑一些与身为医学生或成为医生相关的挑战以及与新的职业认同有关的问题。医学生会长时间作为临床实践群体中的外围参与者置身于这一环境中，至少在最初几年是如此（Lave and Wenger, 1991）。当学生的胜任力增强后，他们越来越多地参与到这一群体的核心实践活动中来。此时，对经验水平与年资各异的有资质医生进行观察，便是医学生们学习的方法之一。在医疗实践群体中对学习进行反思，有助于学生明确所需掌握的医学知识和临床技能，同时通过观察群体内其他成员的医疗实践过程，得以认同职业行为与方法。比如，观察到高年资医生在向患者传递坏消息时的谨小慎微后，或是看到两名执业医师相互协作、为患者提供比单独一方所能施予的更好的医疗护理后，反思可以帮助学生明确这些人的行为中有哪些是他们想要在自身实践中效仿的。

在每一名医学生和医生的生活中，都有一部分时间要用来应对巨大压力、高度紧张与情不自胜的状况。反思性学习（特别是被具有适当规则的反思性学习小组的成员支持）有助于执业医师在上述情况出现时予以处理，也可帮助他们明确有哪些处理措施和个人准备以应对未来可能出现的类似状况。一些大规模的医疗服务计划（例如 Schwartz 中心座谈会 ®）已融入了类似的反思环节。Schwartz 座谈会是针对所有医疗从业人员定期举行的座谈会，讨论医生在医疗过程中出现的社会性或情感性难题（Reed et al., 2015）。该座谈会对所有参与患者医疗过程的卫生专业人员或其他工作人员开放。会上设置有专人引导下的反思流程（一般持续约一小时），而且越来越多的证据显示，这一座谈会为人们反思参与"人际工作"的情感影响提供了有效空间（Reed et al., 2015）。

五、发挥反思的最大功效

许多学生在初次接触反思性学习时，会对其有抵触情绪（Krause，1996；Grant，2013）。当你第一次进行反思性学习或要求学生参与其中时，请记住这一点。试着保持开放和好奇的心态来看待你能从反思中得到什么，直到你有机会去亲自体验一番。虽然你需要完成的反思性学习任务可能具有特定的形式，但探索出对你自己和你的学习最有裨益的方法是值得的。如果你正在对某个特定事件进行反思，那么至少应当趁你还清楚记得这事时尽快把它简单记录一下。虽然你需要完成的反思性学习任务可能也包括记日志或写日记，但是简单记录一下你作为反思新人的经历还是值得的。这不需要耗时很长，也不需要冗长记录，不过如果你一直学习并逐渐找到了在学习中进行反思的感觉，那么回顾过去一段时间内你所经历的反思性学习及它带来的益处将会对你有所帮助（框 2.3 中提供了反思有益的例子）。

当你在学习中运用反思时，尤其是在你刚开始运用反思时，向同伴分享你的反思性学习经验和你选取的经历（特别是涉及有压力、有困难的事件），是大有裨益的。你参与的反思性学习可能包括定期参加反思性学习朋辈小组（可能名称不同），但即使并非如此，你和一群同学定期组织关于反思性学习、如何运用它，以及你是否从中获益的讨论，也是有用的。然而，"对于学生个体而言，可能会遇上某些时刻：主流世界观被颠覆，必然被非必然所侵蚀，混乱取代了稳定"（Brockbank and McGill，2009，p. 65）。因此，在小组内部针对保密性以及分享尺度设置稳固的规章制度是具有重要意义的。如果不制定这些规章制度，则会导致个人不愿意讲出私人的或敏感的事情，或者有人会因为自己的观点受到质疑而感到沮丧（见第七章反思性活动及第十一章反思在提高职业认同中的作用）。

框 2.3　反思有益

我的第一条关键信息是不要低估反思性实践的力量。在上课前，我以为反思是一项"打勾练习"，而且老实说我觉得它就是浪费时间。我本能地去反思自己在临床工作中所遇到的事件，也没觉得在记录本里写下我的思考有任何好处。然而，当我对自己的领导经历进行了反思后，我才意识到，只有当我坐下来对自己的经历进行书面反思时，我才获得了作为领导的诸多体会以及对领导力和管理理论的理解。反思帮助我探究领导力与管理理论，并将其应用于日常实践。

（由接受领导力培训的医生所写）

六、小结

正如本章开头所强调的,在结尾我们亦当重申,当学生和执业医师怀着好奇心去进行反思,乐意去批判和质疑各种假说,并对自身观点、做法或想法可能发生的变化保持开放心态时,他们就能从中获得最大的收益。

(李孔玲　译)

第三章　反思的理论基础

本章采取多学科的方法来探索和解释医学生、实习生和医生的反思。本章是在第二章的基础上，从历史的角度，利用主流教育学、哲学和心理学观点，包括 Dewey、Freire、Kolb、Vygotsky、Ausubel 和 Schön 等人的理论，思考和解释反思性实践的出现。

> 经验必须经过抓住要领、批评、分析、深入思考和否定，才能最终转化为知识（Criticos，1993）。

在第二章（何为反思，为何反思），我们介绍了 John Dewey 在反思性学习方面的开创性工作（Dewey，1910）。Dewey 强调，反思是一种深思熟虑的行为，反思使得人们能够确定在一种情况下所学到的知识，可以应用于另一种情况。他把这个过程称为"学以致用"。这一点的重要性怎么估计也不过分，因为它意味着我们能够完全理解和应用自己所学的知识。

某些情况，我们确实不知道问题的答案，但在许多情况下，我们知道重要的信息，却表现出无法获取这些信息或在特定情形下应用这些信息。Dewey 强调在获取或应用信息的过程中，学习者的态度非常重要，并且指出学习者需要重视个人成长和知识增长，才能出现反思的过程。我们还要补充一点，作为"学以致用"的一部分，培养批判性好奇心的重要性，问我想知道的问题：我想知道为什么？我想知道如何做？我想知道是什么？等等。

一、Kolb 的理论

David Kolb 付出了许多努力，使得 Dewey 的工作对于数以百万计的学习者能够适用（Kolb，1984）。他发展了"体验式学习"的思想，即学习策略是利用反思来帮助学生最大限度地学习和强化"学以致用"的过程。"库伯学习环"的设计目的在于指导学习者在经验学习时，能通过同化和融通两个阶段（Kolb,1984）。Kolb 的模型（以及其他支持反思性学习的模型）将在第四章反思的理论框架进一步讨论。

> 学习情境中的反思是一个通用术语，指个体为了拓展新的理解和经验而进行的智力和情感活动（Boud,Keogh and Walker,1985,p. 19）。

二、Freire 的理论

Paulo Freire 是巴西哲学家和教育家，他的思想影响了世界各地的学校教育。Freire 认为教育具有解放受压迫人民的力量，只有通过质疑假设、态度以及改变观点的过程，才能实现这一目标（Freire,1996）。Freire 用轻蔑的语言描述了教育的"银行模型"。这种模型将学习者视为一个空的银行账户，教师和教育活动将学习"存入"账户。这类似于将学习者视为一种"空容器"。

与 Dewey 类似，Freire 认为学习的进程需要学习者的主动参与，而不是被动的"银行存储"过程。社会建构主义的学习观，将学习者视为积极的建构者和中介者（见 Bruner,1996）。学习者的态度、对学习内容的认知，以及处理不确定性的能力，都会影响到特定学习者可以达到的水平。许多学者在此基础上编制了越来越复杂的学习量表。尽管每一种量表都有自行命名的术语和级别数，但它们都使用了如下因素来确定学习的复杂程度（Biggs and Tang,2011;King and Kitchener,1994;Perry 1970）：

- 接纳不确定性的能力
- 在新环境中应用所学知识能力
- 整合不同来源知识的能力

三、通过反思应用和整合知识

反思中所包含的部分过程是将不同来源的知识联系起来并学以致用：见情景 3.1。

情景 3.1

　　一名医学生看到甲状腺肿患者，被要求进行诊断或鉴别诊断。她靠直觉判断是甲状腺炎。在鉴别诊断中包含甲状腺炎，但鉴于其发病率较低，排在鉴别诊断靠后的位置。这个学生没有见过很多甲状腺肿的患者，所以出现判断错误是可以理解的。她的

> 情景 3.1(续)
>
> 临床导师通过提问,让学生重新审视患者的体检过程。特别是,导师询问学生甲状腺肿患者是否疼痛,帮助学生利用以往知识(甲状腺炎导致的甲状腺肿会疼痛)认识并纠正自己的错误。

学生事后反思,比如写反思日记,应该能够将新的理解应用在之前的情境中,并且根据新学到的知识更好地理解正在发生的事情。俄罗斯教育心理学家 Vygotsky 谈到学习时指出,在最近发展区(zone of proximal development, ZPD),知识获得是通过教师输入的(学习者自己无法获取知识)(Vygotsky, 1978)。为了让学习者在最近发展区中有效地学习,教师需要安排各种活动,如问题、提示和挑战等,帮助学习者将已经获得的知识应用到讨论的主题上。这被称为"教育脚手架",没有它,学习者就没有办法在认知结构中将获得的知识之间产生足够强的联系,或者能够应用相关知识(即使这些知识已经存在于他们的记忆中)。第七章反思性活动讨论了以有效反思为中心的不同类型的教育活动。

四、知识——不断变化的网络

当学习在很大程度上被视为将事实投入记忆的行为时,类似于 Freire (1996)所描述的,将事实存入知识库、填满空容器,或是将"事实砖块"添加到知识墙中。然而,在知识仅由学习者构建的模型中,这些模式就不再有效。每一个学习者头脑中独特的知识体系,是从出生开始一步一步地建构起来的。大脑包含一个高度互动的信息网络,即"认知结构"(Ausubel, 2000)。随着新知识的吸收,学习与大脑认知结构之间出现相互作用,并逐步建立起独特的知识体系。现在,让我们先回到"学以致用"的观点上来。当遇到新的信息时,学习者首先利用感官接收新的信息。这个过程被称为"同化"。为了"学以致用",学习者需要确定新信息如何与自身认知结构中已经存在的知识相匹配。如果新的信息与现有的知识完全没有交集,那么学习者只能把它当作不相关的信息。在这种情况下,学习者可能能够复制信息,但不太可能应用它,特别是在新的情境中。然而,在许多情况下,学习者能够找到与新学习相关的现有知识。这种相关性可能是对学习资料的部分理解,但也可能是符合上下文背景的。即使学习者只知道名字、地名或缩写词,这些也会帮助学习者在认知结构中找到与新的学习资料之间的相关性。

"学以致用"其中的部分过程就是新知识和现有知识的结合,被称为"融通"。为了将新的知识纳入认知结构,学习者可能需要调整他们现有的理解和/或调整新的知识。每一次同化和融通的行为都涉及学习者修正和调整自身的认知结构,知识不断更新,在这个复杂的网络中形成新的联系。Ausubel将这些联系称为新知识的"钩子",并指出如果没有"钩子",学习者在死记硬背的情况下,会难以吸收和记住知识(Ausubel,2000)。

我们之前讨论过钩子,它是教师用来搭建脚手架的;当知识与之前的学习联系起来,就会得到加强:"想想夜间被收入院的患者 Mr Patel,你还记得上周我们讨论过不坚持使用抗惊厥药的后果吗? 你认为在 Mr Patel 的病情中有什么情况可能与此相关吗?"在融通新知识的过程中,学习者可能会重新审视先前的知识,但在此过程中,他们可能会发现通过新获得的知识可以解释或理解现在他们尚未完全理解的情境("啊哈!"或"灵光一闪")。"啊哈! 当然,这解释了他的体征和症状……"。

五、深度和浅表的学习方法

本章前面几节要求你思考如何定义学习以及如何学习。探究和考察自己的信念和经历将有助于确定对自己有效和有益的学习方式。"哥德堡学派"的学者们进行了一系列研究,考察学习者的学习方法(Marton,Hounsell and Entwistle,1997)。很明显,对学习任务的认知很可能会影响自身学习的方式以及可能取得的成就。最初,他们确定了两种方法:浅表学习和深度学习。采用浅表学习法的学习者更可能试图记住在不相关的区间中的知识。采用浅表学习法的学习者学习一篇课文时,他会连续地阅读课文,把内容分解为一个系列部分进行记忆。相反,采用深层教学法的学习者会尝试将文本作为一个整体来阅读(整体方法),并试图理解作者所传达的意思。与大多数人类行为类似,人类的学习方法并不是二元方式(完全深层或完全表面)(Marton and Säljö,1997),故存在第三类"策略型学习者"。事实上,大多数学习者都是"策略型学习者"。他们能够根据课程或特定任务的要求调整自己的学习方法。如果评估后属于死记硬背的学习,那么策略学习者采用浅表学习方法;如果需要更深入的理解,他们会采取深度学习方法。

六、行动中的反思和行动后反思

Schön 通过研究观察实习建筑师的工作和学习,提出了关于反思的新视角。他指出了在学习和完善专业实践中使用的两种截然不同的方式,他称之为行动中反思和行动后反思(Schön,1983,1987):见情景 3.2。

> **情景 3.2**
>
> 　　如果医学生检查患者的腹部,并在检查过程中意识到,使用食指比使用四个指尖触诊肝脏边缘时情况更好,这是行动中反思。他意识到技术上的缺陷,并纠正且认为纠正后的方法更好,所有这些都发生在一次患者体检过程中。

　　相比之下,如果一个学生收集患者病史时,发现自己可能在某种程度上让患者不舒服或尴尬,随即她离开并把这件事写进反思日志。她可能与她的教师或同行讨论,也可能会去看一些关于咨询技巧的书籍或电子学习包。这种反思是发生在事件之后,她已经不在临床环境中,不需要考虑患者的需求。当然,她可能会在随后的询问中尝试新的技巧(对行动的反思),但对一个事件的反思就是对行动的反思。我们将在第四章反思的理论框架进一步讨论这个问题。

（Donald Schön）

七、不确定的实践世界

　　我们都曾在某些时候经历过一种情况,这种情况与我们想象的或者描述中的情况截然不同。许多学生都惊讶地发现,当他们进入临床环境时,情况与他们本科课程开始之前或刚开始想象的情况有多么不同。患者往往病情复杂;病房、急诊科和住院部通常非常繁忙,有资质的医务人员可能没有多少时间来指导或教学。写一份反思日志可以帮助学生驾驭这种困难的局面,而一个支持性的对话或专业性的交流对这个过程有很大帮助。这种对话可以采取这样的形式,即在没有主持人的情况下,通过与其他学生组成反思小组讨论经验和期望。在一些医学院,学生提交书面反思,教师以"苏格拉底式对话"的形式进行反馈。在这种对话中,教师(在此案例中)通过提示性问题促进积极、批判性和反思性的思考,要求学习者对情境或困境的不同方面进行更深入的思考。

八、学习的情感内容

　　第二章何为反思,为何反思、第三章反思的理论基础和第四章反思的理论框架中的大部分内容主要基于以学习为中心的反思,涉及知识的获取、整合和应用。事实上,反思可以走得更远。医学生和其他医务工作人员必须处理压力、情感的需求。有时临床环境非常繁忙,他们可能会发现自己被卷入了生死情境。在接受培训的一段时间里,大多数学生不得不接受这样一个事实,医疗实践和保健工作实际情况与自己在上大学之前的想象迥异。反思可以帮助学生审视自己作为一种职业的未来成员正在形成的职业认同,并使他们能够识别他们在临床教师身上观察到的特征,这些特征可能是他们希望自己在未来表现出来的行为。"第十一章反思在提高职业认同中的作用"更深入地讨论了反思如何促成职业认同。

九、小结

本章将"第二章何为反思,为何反思"的部分讨论和反思性过程相关的一些学习理论联系起来。特别是,本章揭示了反思是一个复杂的过程,与我们认为的实际学习方式密切相关。反思是与结构化的既往知识、经验和感受建立联系的过程。我们将在第四章反思的理论框架中继续探讨一些反思构建和形成框架的方法。

(乐江　曾德军　译)

4

第四章　反思的理论框架

本章纳入了一系列已经或正在应用于构建、解释和发展反思的有影响力的理论框架，描述了这些框架的背景，并分析了他们的优点和局限性。

一、引言

反思被定义为"思考、感受、想象和学习的过程，通过考虑过去发生了什么，如果事情以不同的方式处理可能会发生什么，当前正在发生什么，以及未来可能发生什么"（Rolfe，Jasper and Freshwater，2011，p. 12）。反思是反思性实践的一部分：对经验和学习的反思，引发行动或行为的改变（Jasper，2006）。反思性实践主要在个人层面进行，考虑个人需要获得和展示的知识，以及如何改变个人实践。然而，Rolfe、Jasper 和 Freshwater（2011）在 Donald Schön 的工作基础上，指出了知识的更多层面，指出了知识是什么、什么构成适当的专业知识以及谁产生、定义和持有这些知识。Schön 区分了他所谓的专业实践中的"坚硬高地"和"沼泽洼地"（Schön，1992）。在坚硬高地，可控性问题通过使用基本理论和技术研究得以解决。在沼泽洼地，问题杂乱无章、混乱不清，缺乏技术解决方案（Schön，1992，p. 54）。因此，仅依赖技术理性知识，包括"源自研究的可描述、可测试、可复制的技术"，在专业实践中存在局限性（Schön，1992，p. 52），这反映了在复杂、矛盾、不确定或快速变化的条件下应用循证实践的局限性。Schön 提出的是一种"另类的实践知识论，其基础是对艺术能力强的从业者的观察和分析，有时会带入到实践的不确定区域"（Schön，1992，p. 51），这反映了在第二章何为反思，为何反思和第三章反思的理论基础已经讨论过的，通过反思、对话和经验进行知识的社会建构和重建。

行动中反思的一个关键要素是，实践者积极地理论化，以最佳行动解决独特问题，或将其重新定义为一个"有问题的情况"。在这种情况下，实践者会用当时行动中所使用的知识来反思当时已经做了什么、取得了什么和呈现了什么。Schön 进一步区分了行动中的反思和对行动的反思(1992, p. 60)。基于行动的反思是对已经发生的进行回顾。通过这样做,实践者会更加意识到实践中重复行动的"默契"或文化规范和价值。

Schön 表明,在 20 世纪 80 年代占主导地位的技术理性知识继续在当代医疗保健中占主导地位。在证据分级中,健康实践中应用的知识被认为是通过研究(如随机对照试验和 meta 分析)和系统综述等证据产生的。在这个分级中,实践者的知识、智慧和经验被认为不太重要。Schön 的工作和 Rolfe 的论点都认为,实践者知识(在实践中获得的知识)是一种来源于和应用于实践的替代认识。如果这被接受,那么这种知识与技术理性知识一样有价值,并且是互补的(Rolfe, Jasper and Freshwater, 2011)。解锁和发现这种知识的关键在于反思性实践,Rolfe 认为这是与研究同样严谨的过程。正如研究过程,指导反思性过程的理论框架与方法同等重要。Rolfe 将这些理论框架定义为"提供帮助和指导的特定方法或途径",这不同于 Dewey 在 1910 年和 Kolb 在 1984 年提出的模型或理论,但进一步支持了这些理论框架。我们会在本章探讨一些最有影响力的反思性实践理论框架,包括 Borton 在 1970年,Rolfe、Jasper 和 Freshwater 在 2011 年,以及 Gibbs 在 1988 年提出的理论框架。

二、反思的理论框架

(一) Kolb 的经验学习理论

本章着重介绍(第三章反思的理论基础中已描述过的)Kolb 的经验学习理论。综上所述,Kolb 开发的基于经验学习的思考,旨在帮助学习者通过反思学习策略实现最大化学习和创造真正意义的经验。他的"经验学习环"被用于指导学习者,通过策略帮助他们在经验中获得学习的同化和适应。这些策略是经验具体化、反思性观察、概念提炼和积极验证。经验学习还影响着以下要介绍的各个反思性理论框架。

(二) Borton 的理论框架

1970 年,Terry Borton 在学龄期儿童教学中提出了"过程教育模型"。他认为,虽然我们可以从经验中学习,但需要一个过程来促进这种学习。Borton 的过程教育模型有三个阶段:"发生了什么?"(增强意识)、"可以怎么办?"(评估意义)和"现在怎么办?"(尝试新行为)(图 4.1)。

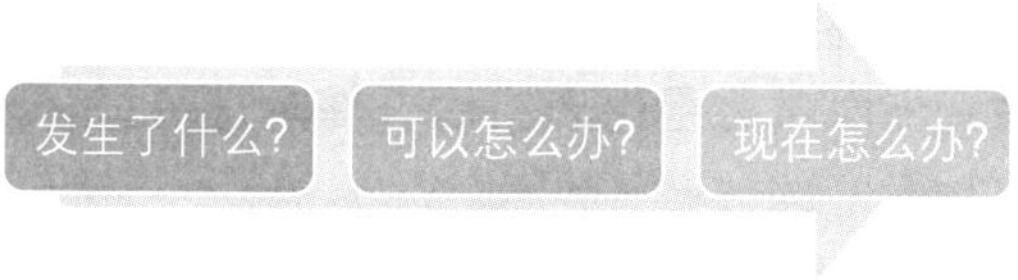

图 4.1　Borton 的理论框架（Borton，1970）

　　Borton 的关注点是让学生们知晓自我，了解自己的关注点和过程，他的过程教育模型就是为此而设计的。在第一阶段，"发生了什么？"，学习者借鉴他们身边的经验，探索自己对经验的反应。他们描述发生了什么，他们的感受，以及他们采取的行动或应该采取的行动。这个过程始于特定经验和对经验的主动且有目的的思考。下一阶段是"可以怎么办？"，这是"对刚发生的事件进行理性的、理智的和认知的探究"（Borton，1970，p. 96）。这个阶段需要一些批判性思维和脑力工作来理解和分析事件。Borton 建议通过两种方式来解决这个问题：分析和沉思。Borton 认为理性分析是有效的，但体验的部分重要组成（如价值和感受）可能会在技巧中消失，因此，Borton 建议采用一种更加感性的方法。在"现在怎么办？"阶段，学习者可以在教师的帮助下，识别能够帮助他们解决问题的过程，如行动、知识、资源、技巧、技术和理解。

　　这个理论框架以学习者为中心：教师是促进而非教导。Borton 从教育工作者的角度来写作，因此该理论框架旨在帮助教师促进学习。这三个阶段看似简单，实际上每个阶段都包含着需要教师和学习者都必须掌握的复杂过程。这个理论框架对后续的反思性实践理论框架有很大的影响。

（三）Rolfe 的理论框架

　　Gary Rolfe 是一位保健医生和教育家。他在 Borton 的研究基础上，进一步扩展并开发了一个连续而循环的理论框架。Rolfe 指出，Borton 的三个阶段明显过于简单，可能无法为实践者提供充分的指导，因此，增加提示问题可使过程更容易。作为补充，他将"发生了什么？""可以怎么办？"和"现在怎么办？"的主题理解进行扩展。"发生了什么？"是描述层面，"可以怎么办？"是理论和知识构建层面，"现在怎么办？"是行动导向的反思层面。"现在怎么办？"也可称为"行动的反思"。

　　这个框架的基础是序列和循环的概念。在反思的描述层面，实践者可以从对已发生事件的结构化描述中受益。在这个框架中，有机会进入反思的第二阶段即反思的理论和知识构建。在前文中，我们讨论了 Schön 对理性技术知识的批判和 Rolfe 对实践者从实践经验中获得知识的重要性论述。Rolfe 的理论框架第二阶段，是对各种形式已应用于和可应用于实践的知识进行识别。分析过程从单纯理性技术知识上升到已经或可能对事件理解的所有不同类型知识。例如，当面对的是伦理层面事件时，探讨信仰和价值观可能是有益的。

第三阶段是反思和行动导向，以及形成框架的循环性。它与 Kolb 经验学习环的"积极验证"阶段是一致的。实践者从事件中学习，假设下次再出现类似事件时，什么行动可能是有用的，然后尝试应用这些行动。这种从新行动中学习、尝试和再次反思的积极过程，导致了理论构建和知识生成。这些理论和知识是以实践为基础的，而非形式上的"学会"。这个阶段也反映了 Giddens 在社会理论方面的研究，他建议个人可通过对自己生平的自省和反思理解，持续完善自我认同。Giddens 建议我们将自我看作一个项目，在具有连续性的同时，根据经验不断重塑和构建。在第十一章反思在提高职业认同中的作用，我们将会进一步探讨反思和自省如何作用于个体及个人的职业认同。

2007 年，Borton 的三个关键问题"发生了什么？""可以怎么办？"和"现在怎么办？"，被 Driscoll 进一步开发为健康实践中的临床指导发展过程。如同 Borton 的过程起始于具体经验，这个模型的设计也是通过与患者或同行接触的临床经验来提升对临床诊疗的指导。和 Rolfe、Jasper 和 Freshwater 一样，Driscoll 通过设定一些"触发"问题，来激发思考以完成这个循环，进一步推进了这个理论框架的应用。通过促进临床过程的指导，更加关注从临床经验中学习，以及当类似事件再发生时采取行动，并改变实践。

（四）Gibbs 的实践学习理论

Graham Gibbs 在 1988 年提出的理论框架，也是推广应用于教育和医学教育中有影响力的框架。Gibbs 是一位教育家，所以这个理论框架也牢固扎根于从经验中学习的理念。它借鉴了 Dewey（1933）和 Kolb（1984）的观点，进一步强调了反思和思考可用于学习的经验。Gibbs 的理论框架（图 4.2）是一个包含六阶段的循环：描述、感受、评价、分析、结论和行动计划。

1. 描述——发生了什么

这个循环始于具体经验，因为 Gibbs 相信学习必须来源于某些经验。但单纯有经验并从中学习是不够的，还需要一个更积极的过程。这个理论框架正是旨在促进这个过程。

与 Borton 的"发生了什么？"阶段相同，Gibbs 建议本阶段只是单纯的描述发生了什么，不做任何评判或总结。在描述阶段，尝试识别具有明确边界的单一事件可能很有用，例如只是一次与患者或同事的会面，而不是试图去描述一整天。即使采用这种方法，描述也可能非常复杂，因此确定所关注的重大问题将非常有帮助（见情景 4.1）。

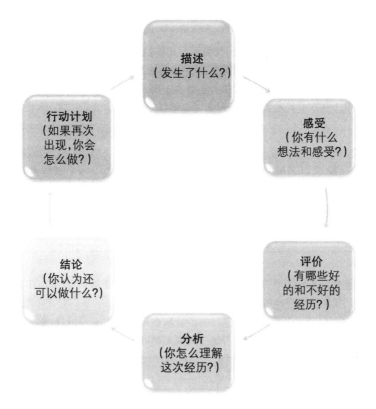

图 4.2　Gibbs 的理论框架（Gibbs,1988）

情景 4.1

　　我不得不去告诉一名患者,检查结果报告显示,她的癌症已经扩散了。我们还需要做进一步的检查,但预后不太好。当我到床边时,她的丈夫刚离开。我本来准备等他回来后告诉她,但她坚持要我当场告诉她。我说完这个坏消息后,患者变得非常生气和不安,我不得不去找位护士来陪着她、安抚她。

2. 感受

　　第二阶段是识别个人的想法和感受。Gibbs 很早就认识到感觉和情绪的重要性。重要的事件会产生消极和积极的感觉,Gibbs 作为一名教育家,意识到有必要承认这些感受,以继续推动进入循环的下一阶段。如果没这么做,这些感受可能会变成主导,并阻碍进一步学习。Gibbs 建议,此阶段只需列出这些感受,不要去思考怎么分析它们。

情景 4.1（续）

我觉得我已经尽力做到了以感同身受的方式提供了准确信息。但我对患者的反应感到不安，并对自己感到生气，因为我没有提前确认是否有人陪着她，或者在我告诉她的时候没有找护士一起去。我觉得自己走错了一步，没有花点时间探寻一种更好的方式。我觉得我让她原本就不太好的情况变得更糟糕了。

3. 评价

第三阶段是评价，Gibbs 建议寻找经历中哪些是好的或不好的地方。此时可以对发生的事件作价值评判。我们可能会倾向于关注糟糕的事情，所以在关注糟糕的事情之前，先想想这段经历中哪些是好的，因为并不是所有事情都是糟糕的。

情景 4.1（续）

我很谨慎地准备好了要宣布这个坏消息，也获得了所有正确信息，并组织好了下一步治疗计划。我能够回答她所有的专业问题，这是好的方面。

不好的方面包括患者面对坏消息时的反应和处理这些反应的困难，而且我没有提前确认是否需要有人和我一起，或者等她丈夫回来再说。

4. 分析

在这个关键阶段，Gibbs 建议询问当时到底是什么情况。与 Borton 的"可以怎么办？"阶段相同，Gibbs 尝试运用批判性思维，试图让个人停下来，如果可能的话，从不同的角度考虑经历。Gibbs 还建议引入经验外的想法和角度来帮助分析。以小组形式进行反思的好处是，它允许这些外部的观点被分享。不同人看待事件的方式可能不同，这是有益的。类似 Borton 所介绍的教师角色，熟练的小组协调人也可以帮助提出、分析和思考问题。从文献中获得的想法、理论、模型和知识也可以用来理解这种情况。

这个框架可能的缺陷之一是缺乏关于框架的这个阶段所需的指导。但另一方面也是优势，这个环节可以被更广泛地解读，并不限制个人以一种特定的方式进行分析，他们可以自由地按自己的想法去分析。不管怎样理解，这个框架促进了个人对经验中可能发生或没发生的事情进行全面分析。

情景 4.1（续）

如果我是患者，我可能不愿意独自被告知尚不确定的坏消息，或者至少我有选择的机会。从患者的角度思考，可以给我对刚发生的事情有各种不同的解读和解释。这个消息是令人震惊的，但他们可能还不太理解医学术语，也可能觉得我不够关心，或者可能有亲戚刚死于同样的疾病，所有这些因素都可能影响他们的反应。

情景 4.1（续）

　　从我自己的角度来看，我在想我是不是没有对这个患者的需求给予足够的关注，我想我可能只是想完成工作，而没有真正从患者的角度去考虑。

　　行动学习小组很有用，因为他们问我是否觉得有足够的时间和这个患者在一起，以及我接受过哪些告知坏消息的训练。他们也提醒我有些视频或训练课程，这些课程提供了一些指导，告诉我在这种情况下我可以（和应该）做什么。

5. 结论

　　分析完情况后，Gibbs 理论框架的第五阶段是可以总结出什么，这也与 Borton 的"可以怎么办？"阶段相似。Gibbs 建议从两个层面对结论进行思考：首先是一般意义层面；其次是个人层面。我们希望得出的任何结论都能得到更多的信息，因为框架会放慢反思性思维的速度，以便得出的结论得到更多的考虑。

情景 4.1（续）

　　如何为接收坏消息的患者提供时间和资源支持，可能会对病房管理有一些启示。这样做是很重要的，还可以与护士和病房管理者一起讨论。

　　就我自己而言，我需要更新我关于突发坏消息的培训，并与其他资深医生合作，向他们学习，并获得有关亲和力和同理心的反馈。

6. 行动计划

　　第六也是最后阶段，从这次经验中吸取了教训，考虑下次再发生类似情况时该怎么办。事情会有所不同还是一样？ Gibbs 的理论框架明显是以行动为目的，如果没有行动计划，这个反思性过程理论框架就不完整。其中还隐含着从经验中学习以指导行动的理念。

　　Gibbs 的理论框架被广泛应用于医学课程，为指导学习者从过程中学习，形成未来行动计划和识别学习需求提供了一个可行的框架。其中分析部分既可以很简单，也可以很复杂。第五章在实践中反思将会介绍 Gibbs 理论框架的另一个应用例子。

情景 4.1（续）

　　我的行动计划包括：
- 观察告知坏消息的视频
- 告诉我的上级医生，下次跟我一起来。结束后给我反馈
- 与护士交流告知坏消息的最佳时间，咨询是否可以跟他们一起合作，确认家属在场
- 更多地从患者角度去思考问题
- 如果觉得力不从心时，寻求帮助

三、小结

在这一章中,描述了三个反思的理论框架(Borton,1970;Rolfe,Jasper and Freshwater,2011;Gibbs,1988)。每个框架都以从经验中学习为核心,提出了一个帮助个人从经验反思中学习的框架。这些框架是连续的或循环的,蕴含着对反思性过程的推进。所有框架都强调了学习和知识的临床实践,并期望当类似情况再次出现时采取行动改进实践。这些理论框架看似便利和灵活,但其设计目的是提供一些结构化内容,使反思性过程尽可能严密和系统化。

虽然已有众多理论框架,本文不可能一一描述。在本书最后列举了许多现有的反思性实践理论框架在线资源。需要记住的是,理论框架只是用于指导反思性过程,框架的选择是因人而异的。

(卢章洪　余保平　译)

第二部分
学 习 反 思

5

第五章　在实践中反思

本书第一部分介绍了一些支持反思性过程的理论和模型，提出反思可以而且应该是学习的一个重要部分。本章将重点转移到实际问题，以帮助在临床实践中进行反思。这里推荐了一系列活动，哪种活动更合适，取决于具体情况和你的经验，没有哪一种活动比其他的"更好"，它们只是在实践中帮助反思的不同方式。

本章特别关注对行动的反思：回顾某一次经验，看看可能会学到什么，下次可能会改变什么。反思性过程的一个重要部分是获取可供分析的经验，本章的第一部分确定了一些快速获取临床实践经验的方法，第二部分以 Gibbs 模型（1988）为例分析实践经验。

提醒一下，在行动（或实践）中反思是指从业者处于情境之中，需要评估发生了什么，以选择最合适的行动过程。对于有经验的从业者来说，这个过程可以非常迅速，因为他们可以利用以前的所有经验，立刻做出决定，之后他们可能会反思自己所采取的行动。对于经验较少的从业者来说，在行动中反思往往不够迅速，适当的反应和行动过程在当时可能并不完全清楚，因此重要的是后续的反思行动，并试图从经验中学习。

一、获取和描述经验

反思性过程是以某种方式获取的经验开始的，因此大多数反思模型和框架的早期阶段集中于获取经验，使其能够被描述和分析。通常个人被要求识别和反思发生在他们身上的事情，这件事件可能是好的、坏的或无关紧要的，关键是它对反思者来说有一定的意义。接受培训的学生或医生经常被要求从实践中选择、描述和分析一个"关键事件"或"重大事件"，尽管他们注意到不同的机构、专业和项目使用不同的术语(Grant, 2013)。这可能会令人困惑,或者导致你认真思考所发生的事情,它可能是一个令人激动或可怕的情况。

虽然这样的经历通常对个人来说是令人难忘的,但一个好习惯是记录它们。传统上,我们可以写下来,但在实践中不太可能写下冗长的描述。基于移动或网络的技术提供了灵活而快速获取经验的方法,从"不到 1 分钟"到最多5 分钟。

二、"不到 1 分钟"的技巧

(一)录音

你可以使用手机或其他设备来口述和记录所发生的事情,这可以很快完成,如果需要,稍后再写下来。虽然这种技术非常快速,但也有一些缺点,主要是隐私和保密的问题,如果其他人访问你的手机或其他录音设备,可能会听到患者和其他细节。需要注意的是,不要记录保密信息(如患者的姓名或识别信息)。

(二)反思性自拍

这是一种基于面部表情来记录体验的视觉方式。结束一天的练习时,带着总结一天的面部表情拍一张自己的照片,并简要说明你的"自拍"。这些自拍可以帮助确定当天的趋势好坏,以及采取哪些措施使其变得更好。在一段时间内以这种方式记录自己的经历是有意义的,可以看到自己的体验如何变化。记录触发感受的原因也很有帮助,这样有更多的时间来确定已经学到的东西和可能需要改变的东西。

(三)表情符号 ☺

更快捷的方法是用表情符号来总结一天或经历,再次记录整个过程,并试图确定为什么这对你来说是好的、坏的或无关紧要的经历。就像反思性自拍一样,用表情符号有助于记录一段时间内的感受模式,并记录这些感受的触发因素。它可以是一种有助于总结整个临床轮转的有用的方法。

(四)词汇快闪

另一种快速方法是"词汇快闪"(generationOn, 2011),要求你用一个词来描述你的一天。与反思性自拍和表情符号一样,这种技术虽然可以及时捕捉你的体验和感受,但可能需要后期加以扩展。

　　这些快速技术对于记录一段时间内的趋势,总结实践中的反思经验很有用,并可能有助于回忆情景。临床实践中的情况通常非常复杂,这些快速技术可以让你专注于最重要的方面,然后在以后进一步反思。这些技术的局限性在于它们可能无法充分获取复杂性的经历和细节,并提供探索由此产生的问题的机会。

三、"1~5 分钟"的技巧

　　这些"不到 1 分钟"的技术可以快速获取经历的各个方面以开始反思性过程。下一组的活动需要 1~5 分钟(改编自 Jasper,2006),有助于提供有关该事件的更多详细信息,以便回忆该经历。

(一)"一日三项"技巧

　　这个技巧是将你认为重要的三个关键事情写下来。这件事情可能是在白天,也可能在一天结束时。不用期望什么东西应该被记录,重要的是把它们记录下来,以便日后进行更深入的反思。

(二)卡片技术

　　在回顾经历时,需要写足够多的细节来填满一张卡片。这需要较多的练习,因为在开始写作之前考虑一下重要的问题是很必要的。同样,这种技巧的目的是避免编写繁琐的内容,以提供一个简明的体验描述。

(三)时间限制

　　这是更自发的,因为想到的任何东西都要在 5 分钟内不停地写下来,不用担心拼写、标点符号和语法,或者它看起来是否有意义,可以以任何顺序或任何方式书写。同样,这也为你提供了一种替代冗长描述的方法,并提供了开始反思经历的起点。

　　在情景 5.1 中,提供了一个已发表的关键事件的例子,描述了医生在临床领域工作时发生的一些重要事件和经历(Brady,Corbie-Smith and Branch,2002)。

　　使用"不到 1 分钟"的技巧,这一事件可能会被捕捉下来,并用表情符号来表示:

　　"一天三项"技术意味着确定三个关键问题并将它们总结为简短的要点。这种情况可能是：

- 过多严重的急诊入院
- 患者临终
- 身心俱疲

情景 5.1　"不到 1 分钟"和"1~5 分钟"的技巧

　　我在重症监护病房(MICU)的时候,被叫去评估一个需要转院的患者。她的精神状态略有变化,血压过低……我们给她输液、输血、升压,这时大约是午夜。我收治了另外一个患者并去急诊室看了他,这时第一个患者呼叫,我又去照顾她。这是一个可怕的、无休止的、孤独的夜晚。我回到急诊室去看新入院的患者,然后又有呼叫,我去了,我是唯一负责的医生。患者死了……这是一个难以忍受的地狱般的夜晚。然而到了第二天早上,这个夜晚却没有被记起,好像什么也没有发生过,好像患者从未存在过……最让我困扰的是我感觉完全平淡,他们都死了,我一点也没有感觉(Brady, Corbie-Smith and Branch, 2002)。

　　最后,如果使用卡片技术,确定个人的关键点,并扩展总结(虽然简洁):在MICU 和急诊室的夜晚将会很可怕。接诊太多,患者病重而死,让人感觉压力很大。第二天早上,医生没有问我关于死去的患者和我所做的所有工作,我担心自己不会为患者的死亡感到难过。所有这些技术都有助于获取对个人有意义的经历,作为反思性过程的第一阶段。

四、分析经验

　　获取到经验后,下一步是对其进行分析。通常你会通过回顾发生了什么,确定关键问题或领域,然后尝试分析和反思自己的经历。然而,如果你正在学习的是一门为专业实践做准备的课程,你也可能被要求与其他人一起参与反思性过程(见第七章反思性活动)。例如,可能会被分配一个临床主管或导师与你一起一对一地工作。你可能需要与其他学习者一起参加小组活动,分析临床实践中的事件。在这种情况下,你将被要求提供对实践中关键事件或重大事件的描述以及对该事件的分析。使用反思性框架或模型可能有助于描述和分析(请参见第四章反思的理论框架)。与第四章一样,我们将使用 Graham Gibbs(1988)的反思框架(图 5.1)从情景 5.1 中描述的实践中构建你对事件的思考。

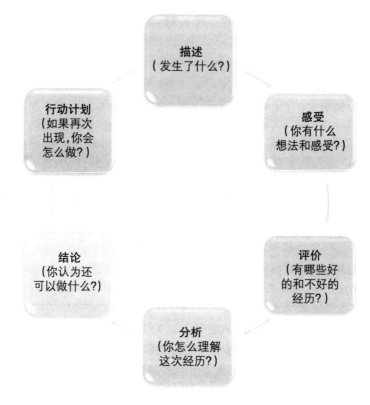

图 5.1　Gibbs 的反思循环

（一）描述:发生了什么

这是 Gibbs 模型的第一阶段。我们需要一些东西来反思,而这来自经历。你可能已经使用上述一些快速技术捕捉到了所发生的事情,但提供更详细的经历描述通常是更有用的。为了进一步展开对经历的描述,Jasper(2013)建议使用"六要素"方法,可以更全面地展开对事件的描述,并确保所有关键细节都包含在描述中。六要素是指:是谁、是什么、在何地、在何时、如何和为什么(Jasper,2013)(参见活动 5.1 描述)。

活动 5.1　描述
在情景 5.1 的事件中,使用提示问题来确定事件的"是谁、是什么、在何地、在何时、如何和为什么"。

（二）感觉：你有什么想法和感受

在 Gibbs 模型中，下一阶段是识别个人所经历的感受。这提供了与 Kolb 等的体验式学习周期不同的维度（Kolb, 1984）。实践中的重大事件往往伴随着强烈的情绪，重要的是要说出这些是什么才能进行分析。从情景 5.1 中的示例中，我们只能推测此人的感受，而尝试想象自己处于这种情况下可能会有什么感受是很有用的。作者使用了诸如"地狱般的""孤立的""难以忍受的""压力"和"平淡"等词，这些词为主要的感觉提供了强有力的线索。当我们反思时，重要的是确定（如果只是对我们自己）这些经历给我们带来的感受，以便我们能够深入分析可能发生的事情。与事件保持一定距离（在时间上）可以提供一些视角，让我们更加客观和冷静，即使当时我们对所发生的事情有非常强烈的感觉（活动 5.2）。

活动 5.2　感觉

在经历过这样的事件之后，你会有什么样的感觉？

（三）评估：这次经历是好是坏

Gibbs 模型的第三阶段是评估，包括对体验的好坏做出某种判断。有时很难找出困难、沮丧或令人不安的经历的好处，但总会有一些，重要的是要考虑这些可能是什么。Surgenor（2011）提出了一些可能有助于评估体验的关键问题，以及与此相关的可能响应，这些都列在表 5.1 中。与值得信赖的其他人讨论这个问题通常可以加强评估，他们可以提供与你自己不同的观点和见解（活动 5.3）。

活动 5.3　评估

从你的角度来看，写下你从事件中考虑的可能是这次经历的好和坏，积极或消极的方面。例如，当每一次紧急电话发出时，这位医生可能已经准备好继续做出反应，一个更消极的方面可能是医生感到多么的精疲力竭。

（四）分析：我如何理解这种经历

Gibbs 模型的下一个阶段是，开始提出更多问题，并将体验分解为不同组分。体验通常非常复杂，会引发许多具有挑战性的问题。可尝试用一种技术确定事件中感觉非常重要的一个方面，然后集中精力进行分析，这将因人而异。例如，在情景 5.1 中的事件中，作者以"最让我困扰的是我感觉完全平淡，他们都死了,我一点也没有感觉"作为结尾,这种感情的缺乏对他来说是重要问题。

表5.1 评估

进展顺利吗?	很难看清楚任何事情。我确实立即下楼去看患者了
你做得怎么样?	给予正确的治疗,做了正确的事情
其他人做得好吗?	不确定
出现问题或没有结果应该怎么做?	尽管很努力,患者还是死了。我身体和精神上的努力没有得到认可
你或他人以何种方式为此做出了贡献?	资深医生不承认所做的所有努力,患者的死亡并不重要

　　一旦确定了重大问题,下一步就是对其进行进一步分析。因为问题的复杂性,可以将其分解为不同组分。"思想云"或线性思维是一种有用的技术,其中提出了重大问题,然后允许出现许多不同的问题和观点(例如,见图5.2)。

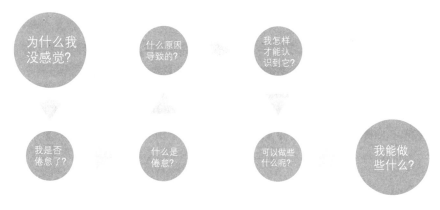

图5.2 分析过程

　　正如你从最初的问题中所看到的,"为什么我没有感觉？",更多的问题和观点就会出现,此时个人需要寻求问题的答案。单独完成这个过程是可能的,但团队、导师或主管可以帮助你从不同的(可能是意想不到的)方式来思考这个问题。其他答案可能来自研究、理论和在线资源,你的主管或导师可能会引导你找到其中一些。

　　在情景5.1的事件中存在许多复杂的问题,但在图5.2中,我们专注于识别重要问题"为什么我没有感觉？"。提出这个问题可能会引导一些思考,为什么个人可能在他或她的实践中停止感受情绪。一种可能的解释是"职业倦怠",所以在分析过程中提出的下一组问题可能是"什么是职业倦怠？""是什么导致了职业倦怠？""它如何被识别？"和"我们能做些什么呢？"。试图找到这些问题的答案可能需要与朋友、同行、主管、导师和讲师讨论,以及查看理论文献或网站。例如,Maslach(1982)是描述倦怠综合征和开发测量倦怠工具的主要作者。"职业倦怠是一种情绪耗竭、人格解体和缺乏个人成就的综合征,可能发生在从事某种'人事工作'的个人身上"(Maslach,1982,p. 3)。倦怠综合征首先是情绪疲惫,个人感到精疲力竭,无法面对他人的情感需求。

为了应对这种情况,个体会切断情感投入,并表现出超然。随着超然的增加,冷漠的出现,造成人格解体。现在,他/她可能会把别人往最坏的方面想,并且非常讨厌他们,对他人的消极感觉会转化为对自己的消极感觉。因为意识到自己已经变成了一个没有人喜欢的人,个人成就感会减少。职业倦怠的第三部分,个人开始怀疑自己是否适合这份工作。理解职业倦怠会让人意识到在个人和组织层面上采取哪些策略来抵消职业倦怠的影响。

倦怠只是对事件中的问题进行解释的一种方式,其他的想法或解释可能更有用或更相关。重要的是,个人不会在这一点上停滞不前,反思的过程会推动他或她去学习更多已经发现的东西,并做出改变。

活动 5.4　分析
倦怠在这里被建议作为分析这种体验的一种可能方式。还有哪些可能的解释？

(五) 结论

完成分析后,下一阶段会提出以下问题。
- 可以采取哪些不同的做法？
- 从这次经历中学到了什么？
- 分析告诉了你什么？

可能是分析产生了一些知识和见解,例如,个人认识到倦怠、导致倦怠的原因,重要的是可以采取哪些措施来减少倦怠对个人的影响。

(六) 行动计划

在行动计划阶段,个人需要确定下次出现类似情况时可能会做什么,或者需要采取什么行动来了解更多信息。根据情况的不同,可能会采取相同或不同的行动过程。在图 5.2 中,提出的问题与倦怠有关,因此行动计划将包括个人寻找保护自己免受倦怠影响的方法。在这里,思考和总结从对重大事件的反思中学到的东西是至关重要的,更重要的是,未来需要学习什么。

活动 5.5　行动计划
如果出现类似的情况,可以采取什么不同的行动呢?

Gibbs 模型是为教育而设计的,其局限性之一是它不能完全匹配临床实践设置的行动计划(Jasper,2013)。了解一系列的模型和框架可以有助于克服这些限制。例如,在第四章反思的理论框架中描述了 Borton(1970)的工作。这是一个看似简单的模型,包含了三个阶段:什么? 所以呢? 现在呢? 尤其是"现在呢?"(行动计划)在这里非常重要。这时将产生新的方法,探讨这些方法的结果,并认识到更广泛的背景问题和可能的行动来处理这些问题。在本章所分析的事件中,讨论可以转向个人行动之外的更广泛的因素,以及他们可能会影响什么,例如下列问题。

- 有足够的医生来上夜班吗?
- 谁做出这些决定,依据什么?
- 这些决定是否会受到质疑?
- 对培训中的医生的支持和监督呢?
- 这是一次性事件还是缺乏监督和支持的文化特征?

反思性过程的一部分是超越个人体验,考虑更广泛的背景,以及这如何影响个人体验。它从个人经验开始,但可以转向考虑更广泛的问题。在第八章反思、批判性思维与行动研究中,我们更深入地研究批判性思维的过程,在这个过程中,个人会意识到他们提供护理的背景,以及这如何影响他们的个人实践。

五、小结

在本章中,我们研究了一些快速捕捉实践经验的技术,以便描述和分析,并提供了一个示例,说明如何使用 Gibbs 反思模型来分析实践事件。

(罗凤玲　译)

第六章 反思性写作

在本章中，作为反思性过程的一部分，写作将得到更为深入的探讨；我们将定义反思性写作，并观察其两种不同的类型：个人和非正式的反思性写作，以及更正式的反思性写作，这是课程所要求的内容。

一、什么是反思性写作

正如前文已经提到的，反思的过程始于一个或多个人所经历的某件事。我们需要以某种方式捕捉这种经历，正如第五章在实践中反思所述，这种经历可以以各种形式呈现，包括音频、视觉和书面形式。作为专业实践课程的一部分，其中也包括反思，人们对其有一种期望或要求，即对经历和随后的分析进行某种书面描述。这通常是为了证明，已从某种情形中获得了某种形式的知识，以及某种形式的个人提升，而这种提升可能需要改变个人实践的某些方面和批判性反思思维的证据。Jasper(2013)认为反思性写作不同于其他形式的写作，因为它是关于学习的。通过反思的过程，你可能会对你所反思的经历有更深或不同的理解。Bassot(2012)认为，写作有助于延缓思维过程，并推进更深层次的批判性思维和反思性思维。

二、不同类型的反思性写作

Jasper 确定了不同类型的反思性写作(图 6.1)，并将其大致分为分析性写作和创意性写作。结合本章内容，将其进行了修改，以包括反思性文章和组合型写作。

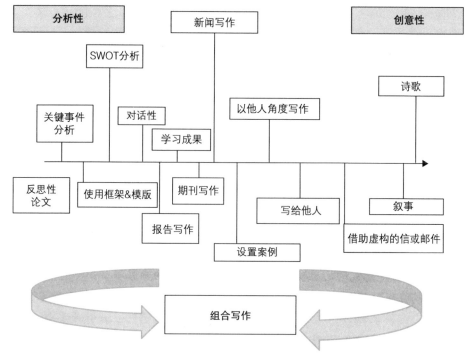

图 6.1　不同类型的反思性写作 (源自 Jasper, 2006)

三、创意性写作

这种写作方式相对来说不那么正式,更具个性化,且可能不会被他人察觉。创意性写作中,你可以灵活变通,不必遵循太多写作方式和写作内容的规则(Jasper,2008)。这种写作方式可以采取多种形式,如诗歌和故事,但不必非得是经典的"好"诗歌或故事。正如框 6.1 中的诗所说明的,它们是一种有效的方式,可以在患者和医务人员的一次临床实践中交流许多复杂的问题。

这首诗依托于实践经验,并以这种特殊的方式记录下来。你可以从中看到在 Gibbs 模型的第一阶段中列出的描述元素,以及体验者所感受到的一些指示。这首诗捕捉到了这段经历,这将为进一步的分析、讨论和解释提供平台。

讲故事是 Jasper 发现的另一种创意性写作技巧;它通常有开头、中间、结尾和核心信息。就像诗歌一样,故事的核心是一种体验,然后以叙事的形式重新讲述。诗歌和故事都有一定的结构,如果该结构是抑制性的,那么 Jasper 建议写一封信或电子邮件给这段经历中的其他人,从你的角度详细描述该经历,尽管实际上这么做不算是什么好主意。

另一个有趣的技巧是试着想象你是故事中的另一个人。例如,在诗歌 *the Ward Round*(框 6.1)中,你可以从医生或病房护士的角度来体会这段经历。这提供了一个不同的体验角度,因此将以不同的方式构建分析框架。你可以(正如 Jasper 建议的那样)为诗中描述的情形所涉及的不同角度"构建分析"。

框 6.1 创造性写作(创意性写作)的例子——诗歌

病房查房

医生来看奈莉。

奈莉的姐姐站在她一旁。

医生说:你需要插入导管。

奈莉问道:为什么要插管?

医生解释说:

导管是一种设备,我们可以…

奈莉打断医生:我知道是什么,

我已经 92 岁了,但我不笨!

我想知道的是

为什么我需要装一个呢?

医生说:因为你身上有味道。

我和她的姐姐隔着病床望着对方,

我们张开嘴震惊的样子如出一辙。

奈莉喊道:无耻之徒!

你怎么敢说我身上有味道!

医生猛烈合上奈莉的档案,然后夺门而出。

姐姐急忙追赶他。

我想要欢呼、吹口哨,

做得好奈莉!

但奈莉并不高兴。

她泪汪汪地看着我,

我身上没有味道,对吧?

是的奈莉,

你不臭。

西尔维亚·佩里(2014)

　　另一种可能更客观的方法是,想象自己是一名记者。那么,作为一名现场观察的记者,你会如何报道查房时医生和奈莉的遭遇呢? 日志软件和在线博客可以向全世界展示个人的想法和经历,这些都可以在互联网上找到。框6.2给出了一个描述实践事件的在线博客示例。在这个例子中,作者描述了自己的经历,并给出了自己的感受,还传授了一名医生在未来实践过程中可能会遭遇的经验教训。

　　这些类型的在线发帖将私人的想法和感受暴露在公众的审视之下,所以在使用任何形式的社交媒体时都需要谨慎应对。在涉及患者和其他工作人员的医疗保健领域,保障患者和工作人员的隐私极为重要,在未征得患者同意的情况下,不得公开患者信息。在英国,GMC于2013年发布了关于使用社交媒体的相关规定。GMC承认,在与他人交流思想和经验时,社交媒体可能是非常有用的工具,但一旦被滥用,可能会产生严重的后果。在框6.2的网络博客的例子中,学生的身份没有暴露,患者和医院的信息也没有暴露。因此,有必要认真审视社交媒体以及任何反思性记录和日志的目的。

　　这些相对更随意的写作方式对于捕捉和描述有意义的经历非常有用。然而,作为课程的一部分,你可能需要进行更正式的反思性写作。在这里,虽然写作可能是创造性的,但为契合反思性写作的目标和要求,写作可能需要更多的条理性、现场感,以及语言的组织、剪辑。我们来看看更多分析性的、不同类型的反思性写作(Jasper, 2006)。

框6.2　在线博客示例——给我垂死的患者的一封信

亲爱的B女士:

　　我们彼此不太了解。你可能会认出我的脸,我是角落里拿着你的号码,看着地面或窗外的女孩。我偶尔问你过得怎么样,你总是告诉我同样的事——痛苦,非常痛苦。我不知道该怎么办。我握着你的手,但我的脑袋总是找借口。我必须依旧如此,坚守职业素养,保持医患距离。但我整天都在想你。我多么想坐在你的床边,听你讲故事,记录你在世上最后的日子,记录那些我确信你曾经历过的丰富人生。

　　你的家人得知这个消息时我也在场。我看到了他们对你的病情诊断的反应,我希望你醒着看到它——不是看到你的孩子们所遭受的痛苦,而是让你意识到你是如此地被爱包围着。离开房间时,我对你儿子微微一笑,不知该说些什么,因为我知道任何言语都无法消除他的悲伤、苦痛和愤怒。

　　治愈你我无能为力,我只是个医学生。就算我是医生,也没有药能让你好起来。我们可以让你舒服,可以给你吃药、打针、输液,希望你能平静下来。我希望你保持安宁。我希望在另一边等待着你的一切都是美好的,困扰着你的疾病已经远去。我希望你能看到你的孩子,并在他们离开的时候守护他们,你知道你是被爱着的,有人照顾你。对有些人来说,你就是整个世界。

框 6.2(续)

　　我希望你一路顺利、希望你的生活充满微笑和喜悦、希望你能在弥留之际看到世间的更多美好。我希望在你生命的最后时刻,你能想起那些美好的时光和那些充满幸福的日子。

　　你可能永远不会知道,是你改变了我。当我看到另一个患者接近生命的最后时刻时,我会停下来和他说话。我会问他们感觉怎么样、他们需要什么,以及他们的生活、孩子、爱人。我保证我不仅仅是一名医学生,我还会让他们觉得自己被重视。我会让他们感到他们最后的时刻被铭记。

　　我非常抱歉没有为你这么做。

　　愿你一切都好!

一名医学生的经历

四、分析-学术性反思写作

(一) 日记写作

　　反思性写作可以体现在反思性的日志和日记中,它们记录了日常事件和经历。Bassot(2012)指出了写反思日记的好处,认为它有助于厘清你的想法,即时记录当时的情况以及你整个课程期间的学习和进步。

　　就像在其他任何日记或日志中一样,反思性写作会记录、分析和解释一天中发生的事件。日记可以写在纸质日记本或笔记本上并且保持你的私人想法不被别人看到。作为课程要求的一部分,你可能会被要求写一份"反思性日记"。这不仅仅是简单按时间顺序记录事件,而是用来证明学习者已经把他的实践经验与课程教学联系起来。同样,写日记有着不同的技巧和风格。框 6.3 中的策略是基于 Bringle 和 Hatcher 的"服务学习中的反思:创造经验的意义" (1999),由 Sloan 和 Hartsfield 借鉴。

　　从这些不同类型日记的例子中可以看出,其中一个关键的活动是将实践中所经历的与在大学环境中所学习的联系起来。作为课程正式学术写作的一部分,教师们会寻找这些联系,并找出学生的知识差距。

框 6.3　不同类型的日记风格

● 个人日记。学习者可以自由写下他们的经历;通常至少每周做一次。他们可能需要提交给教师审核。这对于记录经历是很有用的,可以作为反思性文章的基础。(Julie Hatcher,印第安纳大学-普渡大学印第安纳波利斯分校)

框 6.3(续)

- 强调日记。在学习者提交个人日记之前,他们会强调日记中与要达到的学习成果直接相关的部分。(Gary Hesser,奥格斯堡学院)
- 关键词日记。教师在学期开始时提供一份关键术语的列表(例如"保密")。然后,日记条目提供了在实习实践中如何体验这个概念的例子。(Julie Hatcher,印第安纳大学-普渡大学印第安纳波利斯分校)
- 对话日记。学习者提交对话日记的活页供教师阅读和评论。这可以为学生提供持续的反馈,并在整个课程中提出新的问题供他们考虑。(戈德史密斯,1995)
- 双栏日记。学生每周写一页纸的文章。在左边的页面上,他们描述个人对实习经历的想法和反应,右边是课堂内容和文献中的关键问题。然后,学生们用箭头表示他们的个人经历和课程内容之间的关系。(克罗斯和安吉洛,1993)
- 三部分日记。每页日记被分成三部分,每周写一篇。在第一部分中,他们描述实习经历的某些方面;中间是课程内容与学生实践经验的关系;最后一部分是如何将经验和课程内容应用到他们的个人或职业生活中。(Robert Bringle,印第安纳大学-普渡大学印第安纳波利斯分校)

(二) 学习成果

　　学习成果是学习者向自己和教师传达的在课程中预计目标的行动陈述。课程的所有部分——课程本身、模块或单元和临床实践经验——都确定了学习成果。学习者还需要识别自己额外的学习成果。反思性过程的一部分是将自己或组织设定的学习成果与课程提供的教学和学习经验联系起来。框 6.3 中日志风格的例子说明了学习成果与反思性条目可以通过不同的方式联系起来。表 6.1 提供了一个学习结果的例子和 James(一名医科学生)关于其实践的反思性日记条目,这些条目表明了他已实现学习成果。

表 6.1　学习成果和反思性日记条目

学习结果	反思性日记条目
获取患者的病史,进行合理、系统、全面的体格检查,适应医疗状况的紧急性和时间的紧迫性	直到我接待了我的第一个患者,我才更好地理解了会诊医生的行为。"请快速采集病史和检查,10 分钟内给我,"F1 对我说。我的患者叫"哈里",是个上了年纪、有点糊涂的男人。他病史很多很杂。我不耐烦了,只想从他那里得到"重要"的信息。我试图让他记住时间,催他快点,直接告诉我真实情况。我把患者看成一个讨厌的人,一个对我隐瞒自己病史的人、一个降低我效率的人。几乎就在那次遭遇之后,我开始对自己的行为感到很不满

（三）对话写作

Jasper（2013，p. 155）将对话写作描述为个人和另一个人之间的假设对话，这个人可能在经历的事件中扮演了重要的角色，也可能没有。这在困难的情况下是有用的，个人可能想要把自己的情况解释清楚，比如为什么采取这样的行动，然后试着想象其他人会如何回应这种情况。这种"对话"会被记录下来，这样就可以考虑和分析不同的视角。这是一种比写给别人更具技术性的写作风格，Jasper 将其描述为一种创意性写作。以表 6.1 为例，对话写作可能如下所示。詹姆斯（医学生）是"我"，他（想象中的）同伴是"拉维"（框 6.4）。

框 6.4　反思性对话写作的例子
我：几乎就在那次邂逅之后，我开始对自己的行为感到糟糕透了。 拉维：你为什么感觉这么糟糕？ 我：因为我觉得我太急于取悦 F1，以至于忘记了我面对的是一个更年长、更脆弱的人。 拉维："你认为做事情效率高，充满激情就能取悦 F1 吗？毕竟你只是一个二年级的学生，其实他们根本不指望我们能真正高效地做事。" 我：在我们谈话之前，我从没想过我是在取悦某个人。我以为我是一个有爱心的人，如果有人对我祖父做了那样的事，我会感觉很糟糕。 拉维：那你打算怎么做呢？ 我："我明天要去看哈里，坐下来和他聊聊天，听听他有什么要说的。我想我也会和 F1 谈谈，她真的很好，她也许会给我一些关于如何从困惑的人那里获取病史的方法。"

（四）关键事件分析

在 Jasper 关于反思性写作类型的连续统一体中，分析性更强的是批判性事件分析。正式的学术写作通常围绕着对学习者经历过的关键事件或重要事件的分析。"关键事件分析"一词在不同的学科中的用法也有不同。它最初是在 1954 年与 Flanagan 联系在一起的，当时他正在分析工作成功的诀窍与原因。在这种背景下，关键事件分析的一个例子是它在航空工业中的应用，其中会分析"险些出事故"的关键事件，以确定事故的极好的方面和极坏的方面，以便告知应该做什么和应该避免什么。

关键事件报告还可以在发生关键事件的医疗保健环境中看到，在这些环境中可能存在对患者的伤害或险些发生的事件。为了让整个团队从中吸取教训，会正式报告事故，收集和分析相关数据，并将结果正式反馈给团队，以便提高实践的安全性。因此，关键事件报告是一个着眼于不良临床事件，非常结构化、客观和注重分析的过程（Mahajan，2010）。在教育背景下，可能会要求你制作一份反映你在课程中进展的关键事件报告。框 6.5 提供了一些标题,有助于构建这样的报告框架。

框 6.5 关键事件报告的建议标题
(1) 事件背景
(2) 事件细节
(3) 想法、感受和顾虑
(4) 要求
(5) 对学习的影响

(五) 反思性论文

在一篇反思性论文(在某些项目中长度可能在 400~3 000 字之间)中,要求你根据自身实践经验,就一些事物进行写作、描述和分析。反思性论文存在以下模式:

- 要求从你的实践中深入识别并分析一个事件或重大事件(见上文);
- 另一种模式是,要求描述你的"学习历程",例如回顾你从一个课程开始到结束的发展历程,并强调关键的学习要点;
- 一些反思性论文是围绕一些关键问题构建的,要求学习者对这些问题进行反思和回应,例如"从你在多学科团队工作的经验来看,你观察到和遇到过哪些问题?";
- 其他的则是围绕一些关键的学习事件,例如你第一次遇到患者,第一例死亡案例,领导一个团队等。

无论是哪种模式,所有的反思性文章都涉及使用第四章反思的理论框架所描述的某种模式或框架,使文章条理分明。在反思性文章中,学生首先利用自己的个人经验试图解释经历,然后在文献或已被教授的领域中寻找一些现成的理论进一步诠释这种经历。观察、经验和文献的"三角化"是评估反思性实践中的一个关键因素。通过这种方式,希望能产生新的见解,学到新的知识。在你的课程中,你会得到关于反思性写作的指导方针,并要求使用第四章反思的理论框架中概述的模型之一,如 Gibbs(1988)或 Rolfe、Jasper 和 Freshwater(2011)提出的模型。这些模型通常为你的反思性写作提供一个框架,但不管你在正式的学术反思性写作中使用哪种模型,通常都有以下关键元素。

1. 经历描述

描述通常用过去时态,因为你在反思自己的行动。在叙述这段经历时,使用第一人称也可以接受,例如"我觉得……"。

2. 解释与分析

你将对自己的(也可能是其他人)经历做出解释,并坦诚地分享自己的(也可能是其他人)感觉。你可能需要使用你在课程中所学的文献和理论来进一步帮助你解释和分析你所描述的经历。

3. 结果

在正式的学术性、反思性写作中,你的评估者可能想要看到三个关键的东西:首先,你学过的东西。你已经将自己的个人经历与你所学的一些文献和理论联系起来,或者已经确定了自己的实践目的。其次,他们希望看到所学到的东西对你未来实践有积极的影响,所以这就是反思(未来)行动的重要之处。最后,他们会寻找证据,证明你正在培养批判性思考和反思性实践的技能。他们希望看到你能够分析和解释自己和他人的实践。因此,框 6.2 中的在线博客示例满足了他们的部分期望。经历描述与感受捕捉都做得很好,但是对于正式的学术写作,还需要进一步地分析、解释,并从经历中学习。你的反思性写作反映你的水平(取决于你所处课程的阶段),可分为三个层次:1 级,你可以描述发生了什么事情;2 级,你已经开始识别能够使用或未来会使用到的知识;3 级,你能以一个更宏观的视角去理解问题,理解社会、文化和政治等因素可能会如何影响你的行为。学习成为一个反思性实践者是一个积极的过程,需要学习一些技巧,反思性写作就是其中之一。最后,虽然反思性写作通常没有学术论文那么正式,但你仍然需要遵守规则,比如正确地引用技巧。

(六) 组合写作

该类型写作作为课程的一部分,要求你能整理不同的信息,包含文件、图纸或地图等。如果你从事金融工作,你有投资组合,如果你是州长,你有责任组合。在专业实践中,组合通常包括系统地收集关键内容,以证明你具备胜任工作所必备的技能、能力、态度和品质。组合中往往包含反思元素,通常以批判性反思叙述或评论的形式,强调这些组合的对象(或证据)之间的联系,以表明你已经达到了所要求的学习成果。例如,如果你去了几次不同的临床实习,并有这些实习的记录和一份来自你的临床主管或导师的报告,那么反思性叙述会将这些放在一起,展示你从不同的实习经历中所学到的东西,显示你的进展和下一步的学习要点。

组合写作可以以书面文件的形式呈现,但越来越多地以电子形式呈现。这使得展示组合写作时更具灵活性和创造性,它可以包括多媒体,而不仅仅是书面文本。你的组合写作可能包括本章和第五章在实践中反思中描述的一些元素,以提供反思性过程的例子。它可能包括反思性自拍、表情符号、录音、视频日记和其他视觉图像。关键文章可以上传,并包括 SWOT 分析和反思性电子日记等元素。如果你的组合写作是课程的一部分,它会给你提供一个指南,告诉你应该包括哪些内容。

五、反思性写作中存在的一些问题

有一些证据表明(Grant,2013)反思性写作(至少在最初)被视为无意义的苦差事,会干扰"真正有意义的"学习工作,阻碍顺利毕业。然而,也有一些证据表明:我们根据实践进行思考和写作,即使是直截了当的描述,在分析之后,也可以揭示一系列以前可能从未考虑过的问题。

学习者可能还会觉得他们是在按照教师设定的方法写作,因此他们的真实想法和感受受到了审查。这可能发生在正式的学术写作中,以供他人评估,但以相对非正式的方式捕捉和描述经历,就可能减少反思性写作和思考的限制。另一些学习者把反思性写作看作是一个"打卡"练习,而不是一个有意义的职业发展的机会。正式的学术反思性写作通常被认为非常具有挑战性,当学习者试图将他们的个人经验与理论知识和研究联系起来时尤其如此(Bowman and Addyman,2014)。教师可以为学习者在反思性写作中提供写作结构、指导和支持,以帮助解决其中一些问题。

六、小结

在本章中,我们学习了反思性写作的不同类型和技巧。任何写作需要练习和使用相对固定的模式和技巧,这种方法可以帮助学习者最大限度地从正式和非正式的反思性写作中受益。

(何莉　译)

7

第七章 反思性活动

本章探讨了发生在学习和临床实践环境中、含有反思的一系列面对面活动。这些活动可以在导师与学生之间一对一进行,亦可在共同学习的小组成员与导师之间进行。反思性活动的开展形式包括问题导向式学习、案例导向式学习、监督、评估、指导和辅导。

一、反思性学习活动的类型

(一) 问题导向式学习

问题导向式学习(problem-based learning,PBL)是广泛应用于医学教育和其他学科领域的学习策略。PBL 起源于 20 世纪 60 年代末的加拿大麦克马斯特大学。人们注意到传统的教学方法是让学生听很多讲座,为他们传授知识,特别是生物医学方面的知识,但这种方式并不一定有助于学生解决临床问题。PBL 基于一个假设,即每天的学习都是通过解决问题而发生的,并且在学习开始之前问题就呈现出来了。将精心设定的"问题"提前告知参加学习的各组学生,并配套一系列的学习资源,其中包括可以帮助他们解决问题的引导员。PBL 学习过程有不同的模式,其中 Maastricht 的七级跳进程(Gijselaers,1995)被广泛使用。该模式是马斯特里赫特大学从 1976 年开发的,旨在为学习者提供一种学习框架以促进学生学习。PBL 的第一步是理解陌生的术语和观点,第二和第三步是界定问题是什么,并通过分析来解决问题。通过该分析过程希望能得出一系列可能的解释,并明确需要学习的内容。第六步是收集相关信息以便进一步了解上述解释。最后一步则是利用收集到的新知识来进一步理解和解决所提出的问题。

PBL 的一个关键特征是在进行教学之前,先将问题/事件呈现给学习者,这样参加学习的人就可以明确他们需要了解什么并积极去找寻相关知识,同时及时分享给共同学习的同伴。PBL 不是解决问题的学习方法,因为可能无法"解决"所提出的问题,但却有可能从"解决"问题的过程中学到新的知识。尽管教师的引导通常是 PBL 学习方法的一部分,但该方法亦不一定需要教师的引导。

采用 PBL 模式学习的课程内容不是围绕特定的科目或学科,而是围绕特定的问题情境组织教学。学生可以在学习团队或学习小组中学习如何解决或管理这些问题,但该模式不一定期望他们能找到预设的"正确答案"。PBL 模式常常围绕现实生活中出现的问题或主题,并提供配套的学习经验和机会来帮助学习者理解问题并从中得到学习和提升。

PBL 是将教师的角色转变为学习过程中的引导者,而不是所学知识的提供者。学生则成为自身学习的积极参与者,是成为能够创造性地解决问题的独立学习者。学习者不仅"学习"了资料,还提升了积极解决问题的技能和检索相关信息的能力,使他们有能力处理未来可能遇到的复杂临床问题。

PBL 与本书所描述的反思性过程之间的相似之处是显而易见的。与反思性过程一样,PBL 也是从一个需要解决或探索的问题开始的,并且预期成果是某种形式的学习将会发生。这个过程的核心首先是需要通过思考和批判性思维来确定问题的框架,然后从不同的角度加以考量,以便重新定义问题并找到解决方案。就像第四章反思的理论框架中描述的反思框架一样,分析是必要的,但是,正如 Borton(1970)所建议的,创造性的思考和严谨的分析也是必要的。在知识类型、应用和产生的方法上两者也有相似之处。Schön(1983)指出了"技术理性"知识在专业实践中的限制性。因此,与 PBL 的支持者一样,他们也认识到仅仅教授生物医学知识可能无法完全让学生有能力解决专业实践中遇到的一些容易混淆的问题。所有类型的知识,包括从实践中获得的知识,都可以用来寻找 PBL 中提出的问题的解决方案。同样,反思性过程,包括第三章反思的理论基础中描述的所有反思性框架,都强调需要确定在当时情况下有用或可能已经有用的知识点。

PBL 的重点是学习,而不一定是教学,目的是培养学生终身的、自我导向的学习能力。反思性实践同样也将此作为目标,以培养个人以及小组内的反思、思考和独立学习的能力。

(二) 案例导向式学习

另一个涉及反思和批判性思维的学习方式是案例导向式学习(case-based learning,CBL)。该学习方法已经在一些医学院校中使用,在实施过程中,教师会给学生提供一个"案例",作为学生学习的触发点。教师给学生提供的案例可能是一个病例情景、一个临床案例或其他资料,例如一系列有待解析的血液检查结果。CBL 与 PBL 相似,但不完全相同,主要区别在于参与 CBL 的学生前期已掌握了一些可以用于案例分析的相关知识。因此,其他类型的学习资源,如课程、研讨会、实习经历和在线资源等与案例相关,以便帮助学生顺利地进行学习。此处,我们可以明显地看见 CBL 与第二章何为反思,为何反思、第三章反思的理论基础、第四章反思的理论框架中描述的反思性过程和学习周期的相似性。CBL 可提供来自临床实践的案例供小组成员进行分析。在此过程中,小组成员可以明确自己在认知上存在的差距和需要学习的内容,并确定学习的重点。在学习过程中,小组成员会积极查询所需的知识,并与所有小组成员进行共享,同时确定哪些实践领域需要进一步改进。在所有这些活动中,学生还需要运用到语言描述、知识关联和批判性思维等反思性过程的核心技能。

二、反思性学习的支持

(一) 监督

监督被定义为观察和指导某人做什么以及他们如何做,通常由一个更有经验的人担任监督者(导师)。在英国医学教育中,实习的学生应该由教育主管来监督(GMC,2009)。这个监督者可以在实习区域或医学院内,负责根据相应的学习目标来监控学生的进展。在这种更正式的监督模式中,达到以下几点目标:

(1) 允许围绕实践中发生的事件进行讨论、对话和反馈。

(2) 不断审查学习成果,以确保学生能够实现学习目标。

(3) 制订和修改学习计划,并制订行动计划以确保学习目标得以实现。

(4) 探讨实践中的问题,加深学生的知识和理解。[McClure (2005) 引自 Alsop 和 Ryan (1996),阿尔斯特大学。]

导师监督学生的经验是自身积累的(Rolfe et al.,2011)。从某种意义上说,导师的角色是"监管",因此,它可能具有指令性,非常注重学习结果。而更具反思性的方法是,导师和学生一起工作,了解临床实践以及学生的实践过程。Rolfe 等(2011)认为,这两种方法的结合有助于最大限度地提高学生在专业医疗课程中的学习体验。学生和导师都需要为该过程做准备,学生要积极地从实践中找出需要讨论的问题,以及需要深入探究的学习内容。而导师作为指导者帮助学生,并对学生在实践中的表现提供适当的反馈。在指导课程结束时,导师会回顾学生的学习进展,讨论实践中遇到的问题,确定未来的学习和指导计划。Rolfe 等(2011)将这种监督过程和关系视为一起反思性写作的机会,将学习过程记录下来,并就未来的行动计划达成一致。

要做到这一点,导师和学生之间需要建立有效沟通、互相信任和开放的良好关系。这种良好关系的建立可能需要时间,并依赖于导师和学生的自我意识、诚实和开放程度。双方都需要明确并质疑自己的信念和价值观,并表现出对话和批评的意愿。例如,在情景 7.1 中,我们可以看到导师如何帮助 James 利用他的反思性行为来制订学习计划。

(二) 评估

监管或线性管理过程中的一个要素是评估。在本科生或研究生培养阶段,评估是根据预期的标准(如学习成果的实现)来检查学生的表现。评估是基于学习者对自己表现的自我评价,或团队中其他人的反馈(如通过多源反馈)。在此意义上,学习者可能会被要求"反思"他们在实践中的表现,评估自身的优缺点。本书第十二章反思、再验证和评估将更深入地讨论评估问题,特别是与职业持续发展有关的问题。

(三) 培训和辅导

培训和辅导是医学教育和职业发展的关键活动。培训和辅导的目的是促进个体的个人发展和职业发展,帮助他们掌控自身发展,以实现他们所期望的目标。

情景 7.1

James 是一名三年级的医学生,被分配到一个全科病房实习(第六章反思性写作中 James 第一次出现)。他本次实习的学习任务之一是接诊患者并采集病史。James 每周都要和导师会面。每周见面之前,他都会回顾一周内所做的工作及其所取得的学习成果。本周,他在病房里遇到了一个令他感到担心和关切的患者。他要在短时间内从患者那里获得关键信息,因此感觉压力较大,致使他对接诊患者的处理可能不太恰当,因此,他想和他的导师讨论这个问题。在与导师面谈之前,他将以上情况记录在反思性日记中。在反思性日记中,他对照既定的学习目标记录了如下问题。

学习成果

获取患者的病史,并采取合理、有序、系统的方式进行体检,以适应医疗状况紧急性和时间许可性。

反思性条目

"直到收治了第一个患者,我才更好地理解了主治医生的行为。"F1 吩咐我快速询问病史和进行检查,并在 10 分钟内向他汇报。我的患者是一个年老的、思维有些不清的人。他提供的病史杂乱无章,令人困惑,而我又想尽快从他那里提炼出"重要"的信息,因此,我变得有些不耐烦。我尝试着提醒他注意时间,不让他告诉我"不相关"的信息。我把患者看作是一个令人讨厌的人,一个向我隐瞒病史的人、一个影响我效率的人。在这次接诊之后,我立即开始为自己的所作所为感到内疚。

情景 7.1（续）

　　James 与他的导师见面时,一致同意重点讨论以上问题。James 还提供了更多的背景资料,他注意到主治医生没有很好地处理患者的问题,因此不想仿效他的行为。他觉得应该给患者更多的时间,但因为必须"尽快"完成任务,所以在与患者的交流中,他感到压力很大。James 说,他发现采用与想象中他的一位同行 Ravi 对话的形式记录以上感受很有帮助(见第六章反思性写作)。

　　他们讨论了接诊和处理患者时的压力从何而来,如何挑战这种压力,以及在采集临床病史时可以采用哪些策略,以便在关注患者的同时提取关键信息。此次面谈后,他们确定了核心学习资源以及今后在与患者互动时把能够良好处理以上问题的人作为学习榜样。他们还决定在下次面谈时审查行动计划,包括与 F1 一起工作并观察她如何采集病史。

　　"培训"和"辅导"这两个词有时可以互换使用(De Souza and Viney,2014),他们的目标相似,但亦存在不同之处。例如,学习者与以上两者之间关系的性质和关系维系时间长短可能不同。培训可能是一种维系时间较短的关系,在这种关系中,培训是专门针对个人在学习实践中感觉有困难的关键部分进行指导,如学习如何与患者有效沟通。当然,当一个人处于"职业的十字路口"需要帮助评估选择和做出决定时,培训也能提供有效的帮助。而辅导通常是一种维系较长时间的关系,主要关注特定环境或组织中的个人和职业发展。

1. 培训

　　培训的灵感来源于运动训练,主要专注于行动。被培训者自身以及培训的知识和经验可用于提升被培训者的行为。培训常被商业和管理部门采用,并与职业发展和业绩挂钩。一些被广泛采用的培训模式是 GROW(Whitmore,2009)和 TGROW(Downey,2003)模式。

　　GROW 是目标(goal)、现实(reality)、障碍(obstacles)和前进方向(way forward)的缩写。目标是指个人想要实现的终极愿望。它必须是一个 SMART 目标,即明确的(specific)、可衡量的(measurable)、可达成的(attainable)、可行的(realistic)和有时限的(time bound),这样个人就知道目标什么时候能实现。"可行"要求在评估个人离目标有多远之前,说明当前的问题和面临的挑战。首先必须确定妨碍被培训者实现目标的"障碍",这样他或她就可以得出不同的"选择"或途径来清除这些障碍。"前进的道路"包括确定实现目标所需的必要行动步骤、培训的反馈并设定审核的时间。

　　在 TGROW 模型(Downey,2003)中,T 代表主题(topic),即影响目标和行动的背景。主题能使培训者和被培训者都能理解所要解决的问题的"背景"。

而该背景涵盖了影响培训所要解决的具体问题的大环境,亦可反映出该问题在更广泛领域中的重要程度,以及它对被培训者的长远意向的影响。

培训的作用通常体现在行为和技能上,需要在一个特定的角色中发挥作用。培训者在提供支持的同时,也需要对学习者的表现提出质疑,以鼓励他们进行反思和批判性思考。Donald Schön(他的工作在第三章反思的理论基础中讨论过)认为培训是学习专业实践艺术性的一个重要因素。

2. 辅导

辅导可能包含了培训的元素,但侧重点不同。"导师"(mentor)一词起源于希腊神话,Mentor 是比 Odysseus 年长的顾问和朋友。辅导通常指向经验不足的人提供明智的建议。在组织机构中,正规的导师项目是让一个更有经验的人去指导经验不足的人,以使他们了解该组织并充分发挥其潜力。导师的目的是帮助被指导者提升个人的职业发展空间,而不仅仅是发展特殊的行为和技能。这是一种信任和互相支持的人际关系,人与人之间彼此信任并有着共同的价值观(Hodgson and Scanlon,2013)。这种关系可以是正式的,也可以是非正式的,通常随着时间的推移而发展形成,与评估或培训关系相比,不太强调组织形式。

培训和辅导的目的不一定是为学习者解决问题,而是帮助他们找到自己解决问题的方法。这两种活动的重要组成部分是培训者或辅导者能够帮助学习者对经历进行前后反思,确定已经学到了什么,需要学到什么,需要改变什么。Heron(1976)概述了导师可对被指导者采取的六类干预措施,分为两大类;见表 7.1。

表 7.1　Heron 的六类干预措施(Heron,1986;Matthews,2014;MindTools,2016)

主导者	干预	如何干预
由导师或培训者主导,更有权威性	规范——强烈建议或要求采取具体的行动	给予建议和指导 告诉对方应该怎样做 告诉对方做什么
	告知——对请求作出回应,如被要求了解某些特殊的情况	提供你的观点和经验 解释背景和原则 帮助对方获得更好的理解
	面对——告诉被指导者一些他或她可能不想听的事情	挑战对方的想法 准确回顾对方所说或所做的事情 告诉对方遇到的障碍是什么 帮助对方避免再犯同样的错误

续表

主导者	干预	如何干预
被指导者主导，导师或培训者仅帮助个人寻找解决方案	激励性——为所需的行动提供刺激，并为完成它提供动力	帮助对方表达自身的感受或忧虑
		与对方产生共鸣
	疏导性——为学员提供一个安全的场所，让他能与你讨论问题	提问以引发新的思考
		鼓励对方提出新的选择和解决方案
		倾听和总结，更多倾听
	支持性——提供可能需要的支持，以满足学习者的需求	告诉对方你重视他或她（他或她的贡献、好意或成就）
		赞扬对方
		向对方表明你对他或她的支持和承诺

三、小结

本章关注于学习和临床实践中发生的一系列包含反思的面对面的活动。对问题导向式学习和案例导向式学习进行了阐述，指出了反思过程对这些学习活动的重要性，并对监督、评估、培训和辅导等支持反思性学习的活动进行了讨论。

（汪琳　译）

8

第八章 反思、批判性思维与行动研究

> 反思和反思性实践是发展和获取实践知识的途径。在进行反思和反思性实践的过程中,反思性实践者将研究和批判性探究作为日常实践的一部分。通过审视反思、批判性思维和研究之间的关系,本章就研究和批判性探究进行更详细的探讨。本章从分析反思和知识生成开始,进一步阐述批判性思维,并概述行动研究,最后列举了一些行动研究在实践中的例子。

一、将反思与知识生成联系起来

对实践或在实践过程中进行反思有几个目的。到目前为止,本书中讨论最多的是,对实践的反思如何帮助识别实践情景中用到的知识以及可能存在的任何知识缺陷。通过对行为的反思和对事件的深入分析,人们通常会学到一些经验教训。

正如我们在第三章反思的理论基础中所讲,反思和反思性实践有着悠久的历史。然而,Rolfe(2014)认为,反思性实践的本质和根源可能被误解和遗失了。他重新审视了 Donald Schön(1983)的工作,提出行为实施过程中的反思比对行为的反思更为重要。他重申,Schön 的著作就技术理性知识进行述评,并同意这些知识在解决"常见"问题时有用,但在解决"棘手"问题方面有局限性(Rittell and Webber, 1973, Rolfe 2014 年引用)。临床实践中既有容易解决的问题,也有棘手的问题,但正是棘手的问题暴露了技术理性知识的局限性。以外科术后加速康复流程为例(Kehlet, 1997),为手术患者在围手术期所有阶段的管理制定了基于循证证据的指南,并且很大程度上是基于研究和其他形式的证据中获得的技术理性知识。但 Rolfe 也认为,只有在一切按计划进行的情况下,该流程对外科患者的管理才非常有用。如果在患者围手术期的管理过程中毫无偏差,这仍然是一个"常见"的问题。然而,如果患者可能由于意外的麻醉事件或出血偏离了流程,那么问题就变得很"棘手"了。麻醉师或外科医生不得不一边操作一边迅速反思,在脑海中反复思考全部的应对策略,这些应对策略不仅来源于技术理性知识,也来源于多年的临床经验(Delany and Golding,2014)。医生们必须在行动中进行理论推导和实验,并在行动中检验这种理论以解决问题。通过这种方式,实践者不停地建立理论、假设和积极的实验。这一过程以及从这一过程中获得的知识也应该成为临床实践的合法知识来源,这与基于循证证据的指南一样重要(Greenhalgh,Howick and Maskrey,2014)。

Rolfe(2014)支持 Schön 的观点,认为尽管技术理性知识在专业实践中存在局限性,但仍然占据主导地位。他进一步指出,反思性实践的使用(或可能的误解)只会使这种情况持续下去,并没有真正挑战技术理性知识在循证实践中的主导地位(Rolfe,2014)。Comer(2016)认为,Schön 的作品可以有不同的解读方式,但 Rolfe(2014)提醒我们,反思也应该包括批判性思维,即便不是为了挑战现状,至少要意识到它的存在。从这个角度来看,处于"沼泽低地"(Schön,1983)的实践者本身就是研究人员、理论建设者和知识创造者,而不仅仅是位于"坚硬高地"的专家(Schön,1983)。

二、通过批判性思维将反思、知识和研究联系起来

反思性实践运动的一部分不仅与思考有关,还与批判性思维有关。为了采取行动,我们需要站在批判性的立场上,真正审视那些潜在的、影响我们做什么以及我们和他人如何思考的假设和信念。我们需要理解如社会阶层、性别和种族等"社会结构",需要知晓如何塑造和形成围绕个人的权利关系,以及这如何影响我们的日常实践(Finlay,2008;Morton-Cooper,2000,p.76)。反思可以帮助我们审视自己和周围的世界,但我们也需要成为批判性思考者。批判性反思,不仅在个人层面,而且更有可能在更广泛的变革行动中通过社会行动带来改变。

正如第三章反思的理论基础所讨论的,批判性思维有不同的定义,Brookfield(1987)提出批判性思维有四个组成部分(图 8.1)。我们将使用框 8.1 中描述的示例来展示这些组成部分。

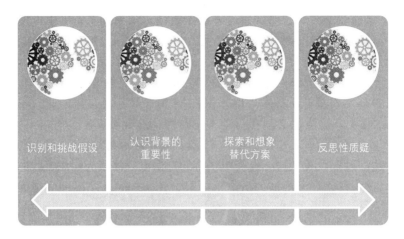

图 8.1 批判性思维的组成部分(源自 Brookfield,1987)

> **框 8.1 暴露**
>
> 　　作为教学的一部分,我和其他三名医学生应邀观摩一位资深影像科医生实施超声检查。影像科医生邀请我们在患者之前进入房间,接着向我们介绍他将使用的设备。一名助手和护士随后将患者带了进来。这是一名年迈的妇女,她双目失明,而且站立困难。她主诉腹痛,需要做肾脏超声。护士和助手费了好大劲儿才把患者从轮椅搬到检查床上,然后尽量帮助她摆出最舒适的体位,并暴露她的腹部。由于患者行动困难,在做检查准备的这段时间里,影像科医生继续向我们介绍相关设备和程序,并没有关注患者的存在。然后,他继续涂抹耦合剂,将超声探头放在患者的腹部,同时继续只与我们交谈,最后才告诉患者正在检查她的肾脏。
>
> 　　影像科医生继续用探头加压检查患者的肾脏,使患者明显表现出不适。然而,医生直到最后才意识这一点,若无其事地询问患者"疼吗?"。他没有努力尝试让患者消除不适,只是在检查最后简单地说"结束了!",然后继续他的教学。护理人员帮助患者回到轮椅上,并推出检查室。
>
> 　　情况显然因为患者失明而变得更糟。她被带进一个房间,暴露在一群她无法辨认的人面前,而且任何时候我们的出现都没有人跟她说明。这一经历让我的一些同事和护理人员明显很不舒服,也让我个人对这一治疗过程感到非常愤怒。

(一)识别和挑战假设

　　有时事实、情绪和观点可能会纠缠在一起,这就是为什么 Gibbs(1988)提出的那样的框架会有意识地让人确认他/她对事件的感受。同样明显的是,每个人对事件都有自己独特的见解,因为不同的人可以经历同一件事,但每个人可能有不同的解释。Finlay(2008)和 Bassot(2012)讨论了 Brookfield(1998)提出的四个关键视角,来帮助识别支撑事件解释的假设。这些视角最初用于师资培训,但在临床实践中也很有用。Brookfield 认为,要进行批判性思维,"我们需要找到一些视角,定格鲜明且突出的画面,来反映我们是谁,我们在做什么"(Brookfield,1998,p. 197)。这四个关键视角分别是(针对医疗保健进行了修改)(图 8.2):

- 自身经历
- 患者/来访者视角
- 同事经验
- 理论文献

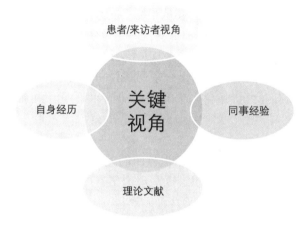

图 8.2 四个关键视角(源自 Brookfield,1998)

1. 自身经历

作为一名学员或合格的实践者,我们既往的学习和临床实践经历决定了我们如何看待和解释不同情况。因此,重要的是意识到早期的经历会如何影响我们对事件的看法和反应。例如,如果你小时候在学校的经历很糟糕,或者被专横的教师羞辱过,你很可能不会在小组讨论或查房时说出自己的想法。Brookfield 指出,虽然个人经历是独一无二的,但其他人的经历可能有相似之处,我们可以将其联系起来,帮助我们理解自己的经历。集体反思性过程有助于我们分享自己的经验,了解他人如何看待世界,也有助于挑战假设。

2. 患者/来访者视角

Brookfield 在谈到教师教育时指出,通过学习者的视角看到的观点才是真正有意义的。在医疗实践中,我们需要试着透过患者的眼睛来理解他们是如何看待我们的行为的。小组或一对一反思性过程的一部分是帮助个人通过患者的眼睛看到他或她的行为。我们认为适当的或常规的行为,在我们的行为对象——患者或其家属看来可能完全不是我们认为的那样。我们很容易忘记，对于许多患者来说，来医院就诊、体检和检查都是可怕的。就像医护人员一样，患者也有自己的个人经历，这也塑造了他们对事件的理解和反应。例如，一位老年人来到一家曾经是济贫院或精神病院的医院，他/她的感受会与你非常不同：他/她可能会认为那是一个进去以后没人能够出来的地方，而对你来说，它只是你的工作场所。倾听和反思人们的故事、恐惧和担忧有助于你建立更深层次的理解和联系。

3. 同事经验

想象同事看到我们的行为时，会保持一个批判性的视角。在小组反思会上，同事可能是研究生，他们可能会从不同的角度来看待、解释和回应发生的事件。如果提出了建设性意见，那么对同一事件有不同的解释和反应是非常有帮助的。Brookfield 提出，通过描述个人经历，可以识别共同的问题，并找出不同之处。该小组能做的就是提出一系列解释和策略来帮助处理问题。在框8.1 的例子中，没有探究影像科医生的观点，但从他的角度可能对该事件提供不同的看法。

4. 理论文献

反思性过程的一部分是找出知识方面的差距，因此有必要考虑在医疗照护项目中所教授的一些理论知识。这些理论文献可以在不同的方向拓展思维和知识，也有助于巩固已有的知识。

因此，这四个"关键视角"有助于识别和挑战假设和观点，使人们能够以不同的方式看待各种情况。

（二）认识背景的重要性

批判性思维的第二个组成部分是认识到背景的重要性。Brookfield 认为，这是一种将我们从仅仅审视自己提升到关注更广阔的环境的方式。例如，背景可能与某个场景的文化相关，而该文化中有关于预期行为的不成文规则。在框 8.1 中描述了一种令人不适的场景，护士和医学生尽管感到内心不舒服，却没有说出来。这类问题通常与医疗照护中的权利及其使用（或滥用）现象有关。Taylor(2010)认为我们需要用"解放的反思"来审视权力结构。通过这样的反思，每个人都开始意识到任何交往互动中的权力关系，开始质疑这些权力关系，并有可能改变这些关系以解放自己和其他人。Taylor 认为解放的反思有四个阶段：建构、解构、面对和重构。

1. 建构

建构是尽可能充分地描述一种情况，在这种情况下，个人可能会因为权力关系的不平衡，而感到自己不能起到什么作用。在框 8.1 中，个人清楚地描述了情况,并确定了对所发生的事情感到不安和担忧。

　2. 解构

　　Taylor 建议,从确定的不适感觉或场景中,找寻并意识到显而易见或隐藏在其中的权力关系。我们上文曾提问,为何医学生或护士不介入呢? 答案可能在于这种情况所涉及的权力关系,因为影像科医生被认为比其他人拥有更多的权力。Taylor 和 Brookfield 提出,脱离我们自身,试着仅仅作为一个感兴趣的观察者来看待这一事件,这样可能会开始理解所面对的环境。

　3. 面对

　　在意识到这种情况下的权力关系后,Taylor 建议提出一些关键问题以进一步解开我们的疑惑(Taylor,2010,p. 152,改编自 Smyth,1996)。

- 从历史的角度来看,我所体现的思想从何而来?
- 我是如何恰当地使用它们的?
- 我为什么要继续认可它们?
- 它们符合谁的利益?
- 涉及哪些权力关系?
- 这些会如何影响我与患者的关系?
- 在这个实践故事中,有哪些文化、经济、历史、社会和/或个人的制约因素?

　　为了回答这些问题,一位感兴趣的观察者(Brookfield,1987)可以通过参考理论文献,从以下途径吸取想法:医学的历史、医学职业的发展过程、医学生在医学教育中的社会化或文化适应过程、这些过程中规范和价值观的传递、与其他职业(如护理)的关系和权力动态、医患关系中的权力关系,以及患者如何转变为"病态角色"并变为医疗化。这种分析使个人超越自我,认识到更广泛的文化、历史和社会因素,这些因素塑造了他们,也塑造了这次经历的背景。

　4. 重构

　　鉴于这种新发现的认知,Taylor 认为,下一步必须转变和改变,她问道,"根据我所发现的,我的工作方式可能会有什么改变? "(Taylor,2010,p. 153)。这种改变的必要性可以在第四章反思的理论框架讨论的反思模型中看到。Taylor 承认,这种变革性的改变对个人来说非常困难,集体行动可能是一种可采取的策略。在框 8.1 概述的事件中,显然个人很难按照他们认为更合适的方式行事,但理解权力关系可以让我们洞察为什么会出现这种情况。

　(三) 探索和想象替代方案

　　在识别和挑战假设并认识到背景的重要性之后,批判性思维的第三个组成部分是利用我们的想象力和创造力来思考替代的行动方案(Brookfield,1987)。患者和来访者视角以及同事的经历特别有助于我们认识到这一点,即并不是每个人都会对事件持有和我们相同的看法和解释。这些不同的观点可能会提示不同的行动方案。

(四)反思性质疑

Brookfield 批判性思维的最后一个组成部分是"反思性质疑"。虽然我们可能不认同批判性反思性过程中产生的观点,但我们需要评估所呈现的观点和论点,以得出结论。当通过这些不同的视角对经验和假设进行检验时,将获得对该经历更深入、更广阔的看法。

三、行动研究:将反思、知识和批判性思维联系起来

以这种方式进行批判性思考有助于将个人经历与更广泛的社会背景联系起来。医疗人员可能会因为他们无法给患者提供良好的护理而自责。然而,如果他们跳出自己的经验以思考更广泛的背景,他们会看到,诸如经济制度、政府政策、政治和资源分配都有可能形成任何人可以提供的医疗服务。这种社会和政治分析对于激发社会行动至关重要,也是反思性过程的重要成果。

社会行动通过行动研究与研究过程相联系。Greenwood 和 Levin(2007,p.1)将行动研究定义为"一套进行社会研究的合作方式,其满足科学要求并带来社会变革"。行动研究包括三个关键要素:行动、研究和参与。行动研究不同于其他研究方式(例如观察性或实验性研究),因为它超越了简单的研究现状,而是试图改变现状。确定问题,找到并实施解决方案,然后作为行动研究周期的一部分进行实施效果评估。行动研究可以被定义为实用的、产生或解放知识的一种研究(Newton and Burgess,2008)。与参与者平等合作,带来改变并创造关于他们认知世界的知识,也会使之赋能(Huang,2010)。行动研究与其他形式研究的另一不同之处在于,所有利益相关者都积极参与研究过程,并承认研究人员是关键利益相关者。行动研究是"自觉合作和民主的,与训练有素的'专家'和当地利益相关者一起工作,而不是为他们工作,以产生知识并设计行动"(Greenwood and Levin,2007,p.1)。这种研究方法有助于公众和患者主动参与计划(例如,INVOLVE,2009),患者和服务用户在整个研究过程都很容易发表心声。行动研究还可以强调合作产生知识(Bergold and Thomas,2012),以及行动改变实践。

图 8.3 概述了研究过程,可应用于任何类型的研究。然而,在行动研究中,

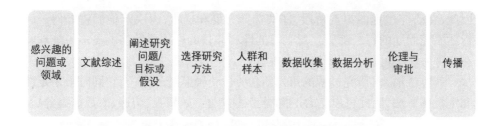

图8.3 研究过程

所有阶段都具有参与性。确定感兴趣问题或领域的第一阶段是相互协作。所有利益相关人员,患者、学员、管理人员和医疗保健专业人员共同协作,以确定他们共同关心的问题。这可能是一个复杂的过程,在这个过程中,没有一个利益相关者比其他人员更专业。相反,每个人都为整个流程带来了不同级别的专业知识,并且这些专业知识在流程中的不同时间使用。所有参与者的贡献都被认真对待,知识和经验的多样性被视为机会(Greenwood and Levin,2007),因为不同利益相关者对日常实践的洞察是这一过程的关键组成部分。研究过程的第二阶段不仅仅依赖文献,参与人员的经验也是"证据"的重要组成部分,这些"证据"形成了研究问题、目标或假设的发展(第三阶段)。

　　研究过程的第四阶段是选择研究方法,在本案例中是行动研究。行动研究起源于 Kurt Lewin(1946)的工作,他是一位对工业组织变革过程感兴趣的社会心理学家。Paulo Freire(1970)后来为受压迫的少数民族发表意见的工作也很有影响力。这种影响的结合导致人们承诺将人作为参与者和利益相关者进行研究,而不是将人作为对象(Greenwood and Levin,2007;Herr and Anderson,2005)。如前所述,行动研究是一个总括的术语(Herr and Anderson,2005),虽然它涵盖了多种方法,但通常包含行动、研究和参与这三个要素,尽管对这些要素可能有不同的侧重。不同类型的行动研究有参与性行动研究(Freire,1970)、教育行动研究(Carr and Kemmis,1986)、行动科学(Argyris,Putnam and Smith,1985)、"新范式研究"(Reason and Rowan,1981)、肯定式探询(Cooperrider and

Whitney,2005)和合作探究(Heron,1996)。

无论采用哪种方法,行动研究的特点是行动的阶段性和周期性,其中批判性反思的能力至关重要(COBE,2005,p. 5)。

确定要解决的问题,还要确定实施和评估可能的解决方案和干预措施。因此,在研究过程的第五阶段,仔细选择人群和样本,以决定他们将如何了解行动研究周期的每个部分。对于目的性和非目的性抽样策略的更多传统理解在这种方法中可能不那么相关或适用。

就方法而言(研究过程的第六阶段),行动研究是务实的,它同时采用定性和定量的方法,因此可以结合不同类型的方法。如调查、访谈、大数据集分析、实验、日志等任何有助于实施和评估已确定问题解决方案的工具,都可以应用于研究之中。这将影响研究过程第七阶段的数据分析过程。

研究过程的第八阶段是伦理和审批。与任何研究一样,行动研究也有伦理方面的考虑,行动研究过程的一部分就是意识到这些因素,并能够在研究过程中以符合伦理的方式开展研究。这类参与性研究可能会引发许多复杂的伦理问题,例如学术研究人员和实践者之间潜在的紧张关系(Bergold and Thomas,2012)。因此,一旦设计过程完成,在进行任何研究之前,都需要获得正式的伦理批准。

行动研究的支持者认为,这一过程是严格的。此外,它以行动为导向,带来并保持的变化是有效的(Herr and Anderson,2005,p. 49)。一个"高质量"的行动研究项目的特征是参与者在这个过程中的投入程度(Huang,2010)。Greenwood 和 Levin(2007,p. 3)进一步指出,研究中参与和行动的组成部分导致"利益相关者获得更公正、更加可持续或更令人满意的局面"。这是因为研究是为解决他们的问题而设计的,为解决他们自己的问题而确定的行动,所有这些都有助于行动研究方法的有效性和严谨性。

研究过程的最后阶段是传播。更传统的传播形式,如出版论文和会议报告,仍将继续存在,所有相关研究人员都将被指定为共同作者。可能还有其他非常规的传播形式,如聚会、社交活动和展览。这里的不同之处在于,不再只使用学术上的第三人称,而是允许所有参与者和相关人员的声音都能被听到。

行动研究可以帮助实践者批判性地反思和审视他们的工作实践和交流,并就应该提供什么类型的服务以及为什么需要以特定的方式提供这些服务达成某种共识(Morton-Cooper,2000)。总之,行动研究由实践者发起,以工作场所为导向。它从一个共同的问题开始,旨在改进实践,其中最关键的是检验并挑战假设论点。研究方法可以是周期性的和灵活性的,在这个研究过程结束时可能没有最终确定的答案(Morton-Cooper,2000)。

行动研究范例

　　表 8.1 "行动研究"实例提供了两个研究项目示例,说明了行动研究过程和类型的各个方面。在介绍这些内容时,使用了 Huang(2010)如下框架:"背景""目的""方法""行动"和"发生了什么?"。

表 8.1　"行动研究"实例

题目	O'Sullivan, G., Hocking, C. and Spence, D. (2014) Action research:Changing history for people living with dementia in New Zealand. Action Research, 12(1),19-35.	Mendenhall, T.J. and Doherty, W.J. (2007) Partners in diabetes. Action research in a primary care setting. Action Research 5(4),378-406.
背景	新西兰的痴呆症患者服务机构需要与痴呆症患者及其家人合作,尽可能长时间地为维持其正常生活提供支持。	糖尿病是一个日益严重的问题。单一的、专家导向的传统教育和心理社会干预是不具有可持续性的。需要推动专业人士和非专业人士积极参与的项目。
目的	探索并发现痴呆症患者的需求。	检查"糖尿病伙伴关系项目"的流程,将其作为公民医疗保健的一个例子。
方法	以批判解释学为基础的行动研究。	参与性研究。
行动	与 11 名参与者和照顾他们的人在参与者家中定期会面。对话录音并记录参与者的身体状态和参与度。询问参与者想讨论什么话题。与参与者一起跟进两个关键小组,讨论调查结果。遵循观察、反思和行动的循环过程。	对糖尿病合作伙伴项目组的会议记录(3 年 49 次会议)进行定性分析。与主要信息提供者面谈(4 名专业人员、6 名支持伙伴——患者及其配偶)。
发生了什么	痴呆症患者被边缘化和污名化。有必要提高对与痴呆症患者共同生活和为他们服务不足的认识。作者详细介绍了新西兰围绕教育、提高认识和影响政策决策所采取的行动。	确定了 11 个主要主题,其中包括医疗保健提供者和患者需要学习不同的工作方式。提供者和患者在项目中扮演了领导角色,并确定了培训需求。合作伙伴的支持角色多种多样,他们是关键的利益相关者。确定了伙伴关系进程中的挑战。

四、小结

本章将反思、知识、批判性思维和研究的不同要素联系起来。反思与思考密不可分。这种思考可以发展为批判性思维，在批判性思维中，个人必须批判性地审视自己对自己经历的解释和假设。批判性思维帮助我们跳出个人经验，审视更广泛的背景以及影响和塑造个人行为的力量。对社会问题的认识导致社会行为，社会行为通过行动研究得到转化，而行动研究的核心内容是参与和行动。

（蔡书翰　译）

第三部分
促进反思

9

第九章　反思的教学及辅导技巧

本章主要是为从事医学(包括健康卫生专业)教育的教师所撰写。旨在帮助他们在学习者使用各种反思性学习技巧时提供支持。本章伊始讲述如何帮助学习者开始反思并从反思学习中最大获益的技巧。本章最后讨论了如何将反思融合到课程学习中来,避免因评估而掩盖反思性教育所取得的成效。

如果你正在(或将要)和你的学习者一起开始反思性学习,则需要明了学习的目的、目标和学习成果。换句话说,在你的课程中,反思性学习所要达到的具体目的(或目标)是什么? 在此阶段,最好将学习者需要掌握的内容与学习者需要展示的内容分开,才能证明学习者已经获得了反思性学习技巧,已经为进入医学或健康卫生职业生涯做好终身学习准备。明确了什么样的学习是必须的,要达到什么样的水平,学习者才会更愉快地接受。与其他学习单元所不同的是:我们会要求学习者提高其反思性学习的熟练程度,并达成专业学习成果。而对自己需要达到什么要求都不确定的学员,很可能会对整个课程参与度极低甚至消极抵触。

在第一次向学习者介绍反思性学习方法,或者较陌生的反思性学习任务时,可能会遇到一些阻力和嘲讽。如果教师明确使用反思性学习的原因和学习者的预期收获,则任务的推进就会容易得多。这意味着要对自己有信心,但不要摆出一副高人一等的样子,也不要采取一种"我们最了解"的态度;要果断,但不要显得戒备或不屑一顾:如果某件事重要到足以包含在你的课程中,那么它就需要被描述为有意义的,对未来实践有帮助的。本书建议教师应做到对课程内容熟谙于心,包括基本原理及支持证据等,这将使课程的推介工作更为顺利。同时,推荐高年级学员加入学习交流,他们更具反思经验,了解反思裨益,可以帮助学员将反思学习与临床实践有效联系起来。

为了能够形成有效和有意义的反思性学习,需要解决以下关键问题,见框9.1。这些问题我们还将在本章中进一步探讨。

框 9.1　阐明目标和学习成果:提出正确的问题

(1) 该课程的总体目标是什么?

(2) 为了达到这些目标,学习成果是否用适当的语言清楚地表达出来,并以 SMART 格式书写出来(见表 10.3)。

(3) 采用什么策略来确保学习者知道对他们的期望是什么,以及如何得到反馈?

(4) 引入反思将如何促进学习者的学习?

(5) 学习者如何选择他们的反思内容?

(6) 学习者如何获取反思案例?

(7) 你希望你的学习者能得出多少种反思性学习模板?

(8) 学习者如何记录他们的反思?

(9) 学习者会与大家分享反思体会吗?　如果有,

　　1) 会是与哪些人分享?

　　2) 哪些基本规则会使这种分享更安全?

(10) 如何明确是否发生了反思性学习?

(11) 何种策略可以用于防止学习者写出自认可以取悦教师或获取最高得分的作业?

一、宗旨、目标和目的

学习活动的目标,与之后所要求的产出密切相关,例如反思性学习日记、学习档案或论文(见情景 9.1),这点必须帮助学员牢记。然而,学习者很容易只将注意力集中在产出上(成功完成学习任务或模块)。本章的后续内容将重点帮助学习者获得最好的长期学习效果,以回馈他们在反思性学习上所投入的时间与精力。

情景 9.1　从实践中学习

想象一下,例如,作为外科手术实习环节的一部分,你要求学员完成一个反思性学习的实习手册,目的是让他们在实习期间获得最好的学习经历,并在出科时尽可能掌握全面的外科知识和操作技能(简单地说,是即将成为一名临床医生)。学习者反思学习过程的时候,需要培养自身的元认知技能(见第二章何为反思,为何反思)。实习期间的反思性学习活动将记录在纸质或电子版的实习手册上,这也是学员实习的最终成果。如果学员结束了实习,而且完成的实习手册令人印象深刻,却没有掌握反思性学习技巧,那么这不算是一个圆满的结局。相比之下,如果没有提交像样的实习手册,即使实习经历再丰富多样,教师依然既不能确定学员是否有按要求实习,也无法确认相应的学习记录是否按要求完成。

在某种程度上,我们大多数学习者都是策略型学习者。也就是说,我们会根据计划、课程或者模块的要求有倾向性地学习(例如:专注于可能考试的重点内容、以最可能令教师满意的方式写学习日志)。大家总是试图找出怎样以最小的努力就能使考官心满意足地认为学习任务已圆满完成。这是一种明智的生存之道,这种现象多少都会存在,因为我们不可能学习每一件事情。于是,这种惯常的学习方法就值得质疑。我们帮助学员完成学习任务的意义不仅仅是同步完成课程,更应让他们能获得最好的学习经验。如果在课程设计的初始阶段经过了全盘考虑,那么学员专注于长期学习的活动就可能很少甚至不需要额外的努力。在设计反思性学习时(事实上任何其他类型学习也一样),征求一下学员想法和意见不失为一个好主意,可以帮助你从学员有倾向性的角度来看待每一次反思性学习,而不仅仅是从你自身关注点出发,这也是一种有目的的学习。这样就可以避免出现投机性的学习者能够顺利完成反思性学习任务,却没能达成任何真正预期的学习成果。我们将在第十章评估反思中进一步讨论这个问题。

二、辅助学习者开始成为反思性学习者

当第一次被要求在学习中进行反思时,很多学员会对这种新的或者不熟悉的学习方式感到困惑(Krause,1996)。事实上,如果能克服这种最初的不适,学习者最终会取得令人满意的学习成果(Krause,1996)。许多学习者希望从一开始就被告知"标准答案",而不是通过实习经历和反思性学习来获得——而后者正是反思的全部意义所在(Grant,Berlin and Freeman,2003)!

如框 9.2 所示,专家提供了一组简明的指导方案,用以帮助在全科实习中的医学生使用反思性学习的实习手册(Pink,Cadbury and Stanton,2008)。初次接触反思性学习时,许多学员不愿参与,甚至会有抵触情绪。这多半是因为他们对自己即将被要求做什么有种不真实的感觉。有些学员则把反思性学习等同于必须在教师和同伴面前表达他们内心深处的想法和信仰。因此,需要多花一些时间阐明我们要做的事情,我们不期望学习者做的事情,双管齐下进行预期目标管理。除了预期目标管理,Pink 教授及其同事发现,如果在开始的阶段,先让学习者执行简单的反思性学习任务,轻松完成的体会可以带给学习者一个积极的早期体验。首项任务或课程结束后,早期的汇报可以帮助学习者理解他们所完成的任务,确认任务的积极意义,甚至能设法解决完成任务过程中出现的任何问题。

> **框 9.2　帮助学习者开始反思（Pink，Cadbury and Stanton，2008）**
>
> 　　让学员开始反思性学习的一般原则适用于任一新项目的学习，然而注意以下事项可以让学员快速上手，并早期获益：
> - 从相对简单的学习任务开始，例如与同伴大声讨论
> - 给学员提供足够的信息，让他们清楚自己要做的事
> - 尽可能及时提供信息
> - 解决学员的担忧，明确你并没有要求他们做的事（他们可能会担心你要求他们吐露内心深处的想法和感受）
> - 在第一个反思性学习周期结束后立即听取学员汇报

三、选择正确的反思性学习方法

　　尽管选择一种反思性学习方法很重要，因为这种学习方法的结果是明确的，学习者知道他们应该做什么；但同样重要的是，询问所选择的方法是否与学习者之前的经验兼容，以及学习者可以看到反思如何使他们能够实现他们所认为需要实现的目标（情景 9.2）。

> **情景 9.2　反思—— 一个练习反思入门课程的早晨**
>
> 　　斯旺西大学医学院的医学生们花了大量的时间进行临床实习，学习成为合格医生所需的各种基本技能，并在不同的医疗保健机构中实践。实习期满时，学生要写一篇形式自由的反思，内容可能涵盖实习期间学习和实践的方方面面。在完成第一篇反思性报告之前，一年级学生们需要花一个上午的时间来参加一个介绍反思性练习和反思性写作的活动。
>
> 　　在引导员的指导下，小组成员被要求根据最近的经历，尤其是初期临床实习体验写一篇反思报告。然后开始分享各自的反思，最初一对一分享，接下来是和整个小组分享。分享交流帮助学生们认识到通过反思最初的实习体验带来的新的相关收获。随后，学生们立即套用相同的框架来检验他们刚刚经历的反思性学习循环。反馈表明，这种对学习经历的反思和"对反思的反思"的双重循环，有助于学生们明确在反思评论中需要阐明什么，以及他们预期得到怎样的收获。

　　让我们重新讨论框 9.1 中的问题，根据需要再充实细节。

　　（1）该课程的总体目标是什么？换句话说，你想让你的学员达到什么目标？例如，成为可靠、称职、知识渊博、善于反思、有爱心和富有同情心的医生。

　　（2）为了达到这些目标，学习成果是否用适当的语言清楚地表达出来，并以 SMART 格式书写出来？

　　明确的（specific）：成果必须准确明晰。

可测量的(measurable)：成果必须可衡量，通常通过课程评估来衡量(见第十章评估反思)。

可达成的(achievable)：针对当前教育或培训阶段和学习者的能力。

可行的(realistic)：通过合理的努力加上适当的环境与练习即可实现。

时效性(time bound)：成果必须能在指定的时间范围内取得。

你希望学习者的学习成果达到什么样的水平？使用学习水平的层次结构，并在每个层次使用适当的动词，如"布卢姆分类法"(Anderson, Krathwohl and Bloom, 2001)，使之一目了然。这种方法虽然机械，但有助于从知识和理解、实用或可转化技术、专业行为等角度来使学习成果概念化，也有助于教师选择最相关的教学方法和评估手段。

前两个问题是相当普遍的，当你开始计划任何项目或课程时，这些将帮助你厘清你的想法。计划项目或课程一旦开始，厘顺思路非常重要。如能清楚定义自己的课程目标，并经常提及它们，你就更有可能实现这一目标。因为规划进程一旦启动，就很容易被学习策略、所需资源和课程评估分散注意力。

(3) 采用什么策略来确保学习者知道对他们的期望是什么，以及将如何得到反馈？

这些策略包括阐明学习成果，以及花费时间向学习者介绍反思性学习、解释学习目的以及消弭误解。

(4) 引入反思将如何增加学习者的学习效果？

这一问题最为重要。一旦确定通过反思性学习来实现的预期结果，学习者将更有可能如你所愿地获益。在介绍反思性学习时，你是否更希望学习者在完成课程后具有反思性学习能力？或者希望他们通过使用反思的方法获得学习成效？很可能你希望他们在某种程度上能兼而有之。在这种情况下，问问自己，就重要性的百分比而言，哪项活动更重要。

(5) 学习者将如何选择他们的反思内容？

如果不对如何识别所需反思材料进行指导，学习者就不太可能开始反思性学习。尤其在学习初始，学习者并不能充分认识到这一点，如果没有引导，他们可能会感到不适应和力不从心。指导学习者做一些入门性练习会有所帮助，但最重要的是，你需要增强学习者的能力，给予他们信心，相信他们自己选择的材料才是重要的。但需要让学习者明白的是：他们不应该仅仅因为认为这样做会得到教师的青睐或获得满意的成绩而选择反思。

(6) 学习者如何获取反思案例？

许多情况下，学习者无法在案例发生时马上写出反思性描述。对查房时印象深刻的案例，例如向患者透露坏消息的技巧、将来临床实践中会用到的经验，医学生会写下简短的笔记，或在手机上保留语音备忘，然后在闲暇时进行深入反思(关于反思活动的更多思考,请参见第七章反思性活动)。应当鼓励学习者探索适合他们自身以及他们学习方式的获取反思案例的方法。不同的反思方法涉及不同的信息处理方式,应该鼓励学习者找到使他们更容易反思的表达事件的方法,诸如绘图或思维导图等表现形式。许多学习者会携带智能手机,通过简短的文字输入或录音使案例记录变得非常容易。在获取案例方面,最重要的概念是:"这是一个有趣/刺激/具有挑战性的案例";"等我一有时间,我就想反思一下。"

(7) 你希望学习者能得出多少种反思性学习模板?

这让我们回到最初的关于课程目标的问题。如果想让学习者以一种高度认知的方式使用反思,并将之作为一种元认知工具来识别他们所知道的知识及知识的盲区,那么你可以使用相当规范的反思模板来引导学习者通过反思性学习循环周期的各个点,比如 Kolb 或 Gibbs 的模板(见第四章反思的理论框架)。反思性学习循环可以根据具体的学习条件或环境来调整。例如,毕业前一年的医学生,急需做好进入临床第一年的基础医生(实习医生)准备工作。更具体地说,他们需要的是能够对急症病患进行准确评估并采取恰当措施(包括在必要时寻求上级医生帮助)。一些用以咨询学习者的问题可以添加到惯常的反思模板中,具体来说可以是以下问题:是否以及如何采集有关患者当前医疗状态的恰当的信息? 接下来的治疗实施方案是什么? 实践表现的自我反馈评估、自身收获以及在未来类似情况下会有何不同作为等。谨记:对结构太松散或形式太自由的反思很难以一致的方式进行总结打分。

(8) 学习者如何记录他们的反思?

如果反思性学习的完成过程简单且令人满意,学员的响应可能会更积极,且更易在教育上受益。若有可能,建议使用在线形式。好处是可以直接从电脑、平板或智能手机上访问,也有利于记录及调阅,方便后续阶段参考。至关重要的是,学员可以轻松地回顾他们的反思性条目,以了解他们的知识和反思性学习技能是如何随着时间的推移而完善的。

(9) 学习者会与他人分享个人想法吗?

反思不仅仅是写一篇个人反思性的日志或日记。尽管对某一案例的记录与反思能够让学习者处理与该事件相关的信息,但这并不是唯一的事件处理过程。定期的小组合作,使学员可以分享想法,从自身以及同龄人的反思案例中学习。这些小组一开始可能需要引导,但一旦小组成员体验到反思性学习小组的好处,就可以任命其中一名成员担任主席,自行领导小组反思(见框9.3)。如果学员临床实习较为分散,做不到这一点,也可以通过聊天室和讨论版块在线交流各自的反思,并分享评论,发布回复。学员也可以将他们的想法提交给导师,导师可以在线点评。持续的在线点评,会像一场苏格拉底式的对话,使学生阐明自己的理念、想法。

(10) 学习者的反思性学习是否会被评估?

这个问题的回答,取决于学习者是否认识到获得反思学习的能力有多重要。一旦毕业进入临床,面对复杂的病患,理论知识很快就会更新,此时反思性学习这项基本技能必不可少。像任何其他学习成果一样,学习者(包括你自己)需要证据证明这项技能已经获得,并且达到了要求的水平。只有对技能和要求的水平已经明确定义,才能顺利实现反思性学习的评估。

(11) 如何明确反思性学习已经开始?

为了让学习者从反思性学习中最大获益,做好这一点非常必要。考虑评估时,则需要回答:你希望从这门课程取得什么成果? 如何证明成果已经实现? 回到你的 SMART 学习成果,明确你是在寻找专科学习的证据,还是在提升反思性学习(和/或写作)的熟练程度,抑或二者兼而有之。确保以学员和评估者都清楚的形式书面记录所有学习成果。

(12) 何种策略可以用于防止学习者写出自认为可以取悦教师或获取高分的作业?

最大限度地减少评估对元认知、学习内在动机的影响非常重要。学员很容易关注评估要求,而教师则专注于学习过程。第十章评估反思更深入地讨论了对反思的评估。评估的要求是必须提交反思作品,这会导致许多学员的内心抵触。当学习者在写非常私密的反思时,他们有理由想要知道他们的作品将根据什么标准进行评分。每一位要求学员进行反思并提交作品的教师都应该预见此类问题,并妥善解决。

四、使用学习技术来实现反思

如前所述:学习的技术手段,尤其是前所未见的数字媒体技术,为学员参与反思提供了诸多机会。我们在此探讨了借由网络电子设备和移动终端学习(E-学习)所能提供的一些项目。E-学习的本质是使用网络电子手段(包括笔记本和个人电脑)的学习而移动学习(或 m-学习)是专门使用移动设备,如智能手机和平板电脑等的学习。多数大学和教育组织使用的虚拟学习环境(virtual learning environment,VLE),通常具有内置日志或作品收集功能。学员可以从任意电脑、平板或智能手机上输入个人的反思性条目,使系统成为反思性写作的在线存储库以及管理工具,从而达到无纸化效果。因此,在反思性学习过程中,E-学习是最适合用来提升反思性学习价值的技术手段。

反思性学习价值的提升主要通过以下几种方式:

- 促进师生间的沟通和反馈,实现快速对话;
- 无论有无引导员介入,学员间可以共享反思性条目(尤其是临床实习学员较为分散时);
- 新学员随时可以获取老学员反思性工作的范例。

花点时间找出部门中已有的网络媒体平台,并根据自身目的来决定是否需要调整。与已经使用该平台的同事交流,了解利弊,并从中汲取经验。可以通过部门购买或订阅一些特定的日志/反思平台。如果没有现成的软件包来执行想完成的任务,也可以定制反思日志和/或学习档案,但这肯定会耗费大量时间和精力。此外,一旦决定定制系统,信息技术部门不仅要支持在线平台的开发,还要提供后续支持和开发。需要提醒的是,通常的软件故障商用的比定制的更容易排除(毕竟即使是最严重的软件故障,程序的原作者也能修复)。

尽管访问功能通常会不全或受限,许多移动设备均可通过应用程序对虚拟学习环境进行访问。此外,学习者(包括教师)使用移动设备内置功能(如录音、视频和笔记)来记录反思的情况越来越普遍。这些功能使用方便,学习后可随时记录,内容可随时调用。许多拥有智能手机的学员,可以直接访问外部网络站点,无需担心防火墙或其他屏障阻碍。与任何学习媒介一样,将移动技术引入到反思性学习实践后,同样需要明确:学员将获得什么样的学习效果,以及如何衡量反思性学习是否生效。

五、同伴学习

大多数阅读本章的人都会有与同龄人合作的经历,可能是一个共建项目,也可能是一次共同备考。这种同伴学习是一种互利性体验。这种同伴间的相互支持同样适用于反思性学习实践。定期反思的学习小组,无论有没有引导员,都可以帮助学习者开始反思性实践,并通过展示反思性学习材料、听取同龄人的经验而有所收获。

与其他反思性学习经验一样,学习者需要非常清楚他们的期望值以及实际可能的收获。为了安全运作,同伴学习小组需要制定明确、互认的基本规则,内容至少应包括小组成员之间的保密和相互尊重的协定(见框9.3)。反思性学习小组可以为学习者提供一个论坛,讨论纳入他们日记或学习档案里的临床实践事件。显然,从不同视角提出的问题和挑战对小组成员是有帮助的。随着时间的推移,组员们可能开始认可同龄人的行为和学习模式。然后,他们能够机敏地挑战同伴,并帮助他们识别这些行为学习模式。

> **框 9.3 反思性学习小组**
>
> 　　每个小组都应服从自己的一套基本规则。应讨论以下可能性：
> - 如果学员想要放心地讨论他们的反思，那么组内保密至关重要
> - 应该尊重每个成员及其反思，错误、愚蠢或无关紧要的反思是不存在的
> - 时间分配和流程需要在小组成员之间达成一致
> - 任何时候只能有一名成员发言
> - 必须同意以可接受和尊重的方式挑战其他小组成员
> 　　明确引导员的角色：
> - 确保所有小组成员都有机会发言
> - 对组员的反思不表示认可或不赞同
> - 不要担当小组或个别成员的治疗师或顾问

　　除了从自己选择进行反思的经历中获得帮助之外，参加同伴学习小组交流有机会听到同伴的经历，这可以作为反思性学习循环周期的开始。这种经历会让他们意识到需要拓展自身知识领域，或者对需要拓展的领域提出不同的看法。

六、反思是提高职业认同的一部分

　　本章大部分内容的基本假设是：在学习中，反思至少在某种程度上被用来支持经验学习。通过元认知，学习者更好地了解到他们知道什么，他们需要知道什么，以及如何解决他们自己发现的知识盲区。通过这种有效方式，反思可以对学习者一生的学习产生影响。但对于医疗卫生专业人员来说，这不是反思性实践支持其学习和发展的唯一方式。除了获得知识和技能，医疗卫生专业的学习者还会通过反思性实践形成职业认同，最终成为医学、护理领域的从业者。用 Jean Lave 和 Etienne Wenger 的情境学习（Lave and Wenger, 1991）的术语来说，随着时间的推移，他们在所选实践社团中占据了更中心的位置。通过反思形成职业认同的内容详见第十一章反思在提高职业认同中的作用。在本章，对于学习者发展职业认同的反思性实践可能涉及的主题内容多加考虑是大有裨益的：见框 9.4。如果你想鼓励学习者通过反思促进职业认同的形成和发展，那么可以通过书面或其他形式的反思活动来进行相关问题的探讨。

　　本章的第一部分集中于体验式学习，学习者使用结构化方法来反思学习经历。这种形式的反思通常（虽然并不总是）主要聚焦在学习者的自身知识水平上，迫使他们检查现有的知识储备并确定将来的学习需求。在通过教育和培训取得进步的过程中，学习者应该更加意识到自己正在发展的职业认同，而

这就是反思的主要预期结果。这种形式的反思通常不如基于知识的反思更具结构化特点,可能涉及学员审视他们的价值观和信仰以及文化背景对这些反思的影响。更重要的是,学习者能够做到这一点。

框 9.4　反思新的职业认同

在考虑形成职业认同时,可能涉及的领域包括:

- 对个人价值和信仰的认可
- 对个人价值和信仰来源的认可
- 对涉及严重疾病、伤害和死亡问题的反应
- 对某些病患群体的反应,例如:老年人、有精神健康问题或癌症的患者、儿童、吸毒者、吸烟者
- 目睹学习者希望效仿的对患者、家人和其他医疗卫生工作者的行为
- 目睹学员不愿效仿的对患者、家人和其他医疗卫生工作者的行为
- 成为(或不成为)团队的合法成员及其感受
- 个人发展问题
- 对发展职业认同的认可(像医生/护士/牙医一样思考、说话和行事)
- 对随时间推移而发展的反思(例如,反思进入大学以来的发展和变化)
- 过渡时期的反应和感受

对于学习者来说,一个安全宽松的学习环境十分重要,在那里他们不会被评判,可以自由写作,畅所欲言,讨论他们正在发展的职业认同。在以一种相当非结构化的方式完成反思性写作后,有机会讨论他们正在发展的职业认同是很重要的。直接通过书面反馈就可以做到这一点,但与导师或小组同伴面对面的讨论则可提供更加有效的支撑。讨论涉及诸如个人隐私的、根深蒂固的问题时,遵守框 9.3 中建议的基本规则就非常重要。这些规则在小组会后可能需要重新审视,提出修改,以确保小组成员均无异议。第十章评估反思中讨论的必须提交反思进行评估的规则也同样适用。由于这种反思涉及学习者探索自己的文化背景、态度和行为,教师除了说这种反思令人满意外,很难做出更多评论。评估者会在评估后给学员提供反馈,指导他们在发展时所进行的反思。

七、评价反思性的教与学

本章重点是确保你和你的学习者清楚为什么要在课程或计划中引入反思性学习。在第十章评估反思中,我们将考虑如何最好地评估学习者是否取得了你所定义的学习成效。若是完全一致的课程,对于学习结果、评估形式(衡

量学习者所学内容）和对反思性学习创新有效性的评估都应该一起规划。要评估诸如反思性学习等教育干预的长期影响，比衡量知识本身要困难得多。因为通过反思进行学习的能力是通过实践、元反思和反馈磨炼出来的技能。

评估使用一系列标准和方法来衡量反思性学习干预在整个项目中的适用性。其中包括：

- 评估结果——学习者反思性学习技能的正式测评；
- 学习者对反思性活动的乐趣、满意度和对实践的影响的反馈；
- 学习者的自我报告，包括参与反思的准备程度，是否以及如何有助于他们的反思性实践；
- 雇主、临床教师和其他人关于学习者的反思实践能力以及从事件和错误中学习的能力的报告；
- 定性方法，如分组座谈和与主要相关者的面谈。

八、小结

本章讨论了一系列个人或者小组的教与学活动，教师希望通过这些活动，将反思性学习引入课程并进一步发展完善。我们还强调了确保学习成效、学习和教学方法以及评估之间保持一致的重要性，并介绍了一些评估反思性活动的方式。

（刘谦　译）

10

第十章　评估反思

在本章中,我们将探讨学习者的反思性作业是否需要接受评估、何时进行评估以及如何来评估。我们还将研究对学习者的反思进行评估将如何改变其进行反思性学习的方式,甚至降低预期的学习结果。

在向课程中引入反思性学习时,你需要决定学习者是否掌握反思性学习的技能有多重要。在不进行正式评估的情况下,有许多方法可以将反思嵌入到课程中,但一定要提供某种形式的反馈,否则学习者将简单地将其视作一项打勾练习(参见框 10.1 中的例子)。

接受培训的医生必须在电子文档中提交一些反思性的作品,这些构成年度评估的一部分,以便进入下一阶段的培训。他们不会收到等级或分数成绩,但他们需要以令人满意的标准完成其作品集。如果在一段时间内没有做到这一点,他们的执业注册将面临风险。一旦完全取得执业资格,在英国工作的执业医师必须提交一份年度反思作品集以供评估,这是 GMC 的五年再审核周期的一部分。因为监管机构(GMC)要求提供反思的证据,所以,学生在早期阶段获得的反思性学习技能——无论他们在余下的职业生涯中从事哪个专业——是他们能保持与时俱进所必备的。因此,医学院需要强有力的证据证明学习者已经获得了反思和元认知学习技能。反思性学习经历的总结(如情景 10.1 中所述)通常构成评估的一部分,以确定学生是否已经获得这些技能。反思是对所有医学生和执业医师的要求。

情景 10.1　医学本科教育中的反思

医学生在最后一年的临床实习和学生实习中,对学习经历进行反思,并提交接受评估。为了引导他们沿着 Kolb 的经验学习环进行学习,他们被要求按照以下标题列出其反思性记录:

> **情景 10.1（续）**
>
> - 发生了什么事?
> - 这告诉你目前自己处于怎样的理解水平?
> - 这帮助你发现了哪些学习需求?
> - 你如何解决了/将如何解决这些学习需求?
> - 经过这次遭遇,你将来处理事情的方式会有什么不同?
>
> 　　当评估反思性记录时,评分者会识别出任何不正确的事实陈述。然而,他们的主要作用是确保学生通过对临床经历的反思进行学习。学生反思是否遵循理论模型的各个阶段(此处即 Kolb 经验学习环)?
>
> 　　学生不会被打分。评分者衡量学生是否已达到预期的学习成果:如果达到了,则授予合格;没有取得预期学习结果的学生会得到非常明确的反馈,并需要重新提交作业。

一、在反思性评估中寻找什么

　　为了让学习者从反思中获得最大的学习收益,正确地进行反思势在必行。当你考虑进行评估时请回顾第九章反思的教学及辅导技巧中的框 9.1,以及需要问的关于目标和学习结果的问题。你需要什么证据来证明这一点已经实现? 就遵循 SMART 原则的学习结果而言,你需要明确自己是在寻找专题学习的证据,还是在寻找熟练进行反思性学习的证据,还是两者兼而有之。在情景 10.1 中,学生的学习内容固然重要,但衡量的主要结果是学生通过反思来确定和解决自身学习需求的能力(即他们培养反思性学习技能的证据)。当你设计反思评估时,请确保相关结果以学习者、教师和评估者都能清楚的形式书写,并且学习结果与教/学和评估策略完全一致(Biggsand Tang,2011)。

二、批改反思性作业——潜在抵触的原因

　　对许多学习者来说,必须提交反思性作业进行评估会导致抵触。在撰写非常私人的反思时,他们有理由想确切地知晓作业的评分标准,以及谁会阅读他们所写的东西。任何评估反思性作业的人都应该预料到学习者会有这样的担忧,并应该解决它们,而不是等待学习者提出这些担忧。

　　通过将反思性学习纳入我们期望学习者掌握的技能之中,我们使他们在结束本科或研究生培训时,获得能够在整个工作生涯中识别和解决通过经验产生的学习需求。Bourner(2003)对评估反思性学习和评估批判性思维进行过有益的比较。后者多年来一直是高等教育的期望,可以帮助我们考虑到底想要在书面反思中评估什么。可以设计一组问题,帮助你考察学习者是否像质疑自身

当前的理解、明确学习需求及确定他们将如何在未来采取不同的方法一样，审查了其反思所基于的经验。提出具体的问题可以用来确定是否进行了反思，尽管你需要根据你的特定学习背景确定适当的问题（Bourner，2003）。诸如此类的一组问题可以纳入评分表（见下述框 10.1 和表 10.1），以方便评估者确定是否进行了真正的反思性学习，而不是让学习者只做最少的事情就能及格。

框 10.1　判断是否进行了反思性学习的问题（Bourner，2003）

（1）是什么经历吸引了你？
（2）这对你和你的价值观及信仰有什么影响？
（3）你对现在发生的事情有什么看法？
（4）这次经历告诉你自己的优势和劣势是什么？
（5）是否有其他的方式来看待这种体验？
（6）你会有什么不同的做法？

表 10.1　根据 Kolb 学习环对反思性学习任务进行 A~E 等级评分

标准/等级	杰出/A	优良/B	通过/C	勉强通过/D	不通过/E
叙述	清晰，且叙述超越了对事件的基本描述	对事件描述清晰	充分地描述	对事件进行了叙述，但不够清晰	没有清晰的叙述
学习需求的反思与鉴别	根据事件对现有知识进行了感知评估	对现有知识进行了一些评价	对学习需求有认识	对学习需求有所认识，但不够明确	没有明确识别学习需求；给出更多的叙述
满足学习需求	围绕主题进行了广泛阅读	涵盖所有阅读需求的阅读	满足一些学习需求	努力满足学习需求，但证据不明确	学习需求没有得到满足
融合新近学习与既往学习	解释了新近学习和现有学习是如何结合的	有新近学习和现有学习相匹配的证据	有尝试匹配新近学习和现有学习的证据	能够描述新近学习	没有证据
参与反思任务	超出了基本要求	明确的证据	充分参与	部分参与	很少或没有参与
有能力使用反思进行学习的证据	清晰的证据，洞察未来如何应用	使用反思进行学习的证据	实现了 Kolb 学习圈的某些方面，但非全部	不完整的证据	没有证据

三、强制性反思性学习的效果

如果反思是强制性和评估性的，那么当一些学习者将它视为一件苦差事、并以最少的时间和最少的努力去完成时，我们无须诧异。如果必须提交打分，那么一些学习者就会写下他们认为能满足评分者要求的内容，并可能仅关注评分表，而不是考虑反思性学习的好处。如果你决定反思性学习不必提交作业进行评分，那么一些学习者就不会参与其中，也就不会获得相应的学习成果。然而，有一个折中的办法。如果提交是强制性的，但只是为了让评估者确保学习者已经参与了反思任务，并接受不同的学习者会以不同的方式处理它，那么学习者必然会参与，但不会被评分。相反，他们只得到个体化的反馈。英国医生基础培训阶段，接受培训的医生必须进行反思性写作，但并不评分，所以这种方法可能适用于某些类型的反思性写作。

四、利用以下策略防止学生只写他们认为导师想读或会给他们高分的内容

你可能会认为这本身不值一提，但学习者很容易关注评估要求，这不利于更广泛的学习，而教师则关注于某一学习策略理论上的学习可行性。我们的学生已经投入了他们生命中的一大部分时间来攻读医学课程，现在正在花费大量的精力和金钱来完成它。因此，我们无须诧异，他们会把重点放在如何以最少的停顿或延误来成功完成它。显而易见，他们可能会将这等同于顺利通过评估。因此，我们有必要从学生的角度来看待需要评估的反思性作业，并询问学生是否可以编造事件来进行反思（从而错失了预期的学习结果）并仍然通过。预期的学习成果是否让他们有空间尝试写出什么能让他们在绕过预期成果的同时获得"圆满完成"的评价或"合格分数"？

让一些学生参与到反思性学习作业（没错，是所有作业）的设计阶段。他们将从一个非常不同的角度来看待你的评估，并指出预期学习成果中的哪些内容可能会被部分或完全绕过。

五、为学生的反思性作业构建稳健、合理的评估

反思性学习的评估（像大多数评估形式一样）可以置于一定范围内。这个范围内的一端是必须提交的一些反思性作业，以使它们获得圆满完成的合格

评价(强制完成,但不评分)。而另一端是反思性作业被总结性地打分,获得一个百分比分数、数字得分或 A~F 等级。介于这些之间的是通过-不通过模型。然而,这些评分策略之间的差异可能比你想象的要小。所有这些都取决于评分者或评估者判定作业是否达到了既定的标准。圆满完成与否和等级评分的作业之间的主要区别在于,对于后者,评分者必须判定提交的作业符合规定标准的程度(从不及格到优秀的一系列类别);而对于是否圆满完成的评估策略,评分员只需要根据通过或不通过标准做出二元决策。评分标准示例见表10.1。

根据被评估的作业及其复杂性,一些反思性作业使评估者的工作变得非常困难。如果你的反思性评估是站得住的,那么你的评分表就需要确保不同评价者之间以及同一评价者在不同时间给予的分数之间具有一定程度的可靠性。只使用通过-不通过评估的一大优势在于,有一个非常明确的切点,评估人员能够始终如一地应用。表 10.2 列出了一个简单的通过-不通过表格。

表 10.2　根据 Kolb 学习环对反思性学习任务进行通过-不通过的评判

通过	不通过
清晰的事件叙述	拙劣或缺乏叙述
识别学习需求	未识别学习需求
将新近理解和现有理解结合起来	未将新近学习和现有学习进行融合
展示适当的努力投入	很少或没有努力的证据
通过行动点展示出具有通过反思来学习的能力证据	没有证据表明具有利用反思来学习的能力

如果你在实践中使用此方法,则需要进一步开发以明确标准,并且需要决定是否要满足所有或大多数标准才能通过。但是,无论你选择哪种评估策略,你都需要:

- 符合 SMART(见第九章反思的教学及辅导技巧)原则的预期学习成果(其中包括学习水平);
- 将这些预期学习成果转化为分数或通过-不通过标准的评估表格;
- 向你的评估者提供明确的书面指导、培训和复盘;
- 对评估的心理测量特性进行分析,至少要清楚地证明其评估的有效性,以及评分者之间和评分者内部的可靠性。

当反思主要被用作支持学习者提高职业认同的一种方式时,你可以认为评估过程中最重要的部分是向学生提供个体化的书面反馈。参见情景 10.2。

情景 10.2 给非结构化的反思作品评分

　　情景 10.1 描述了斯旺西大学医学院的学生在临床实习结束时如何进行反思性写作。他们可以完全自由地选择反思的主题,所以(不出所料)提交的作品主题涉及广泛,且可以各种方式进行展示。评分者可能会认为提交的内容过于简短,或者没有显示出令人满意的参与水平。在这种情况下,学生将有机会重新提交那篇反思性写作,评分者会给出明确的反馈,告诉他们需要做些什么才能使再次提交的作业获得通过。除非这些反思性写作都达到令人满意的水平,否则学生无法进入下一年的课程。医学院的教师将对每个学生的反思给予主观的书面反馈,指导学生在掌握临床知识和技能的同时,提高其职业认同意识。

六、确保稳健、有效、可靠的评估

　　我们已经讨论过,某些情况下学习者的反思可能不尽如人意,甚至还可能产生严重的后果。根据课程或组织的规定,学习者可能必须通过完成出色的反思或圆满撰写额外的片段来进行补救。在极端情况下,他们可能通过不了部分或全部的课程。学习者不通过的主要原因是反思性写作太简短,或者他们没有展示出足够投入的证据,或者(对于有资质的执业医师)他们没有提交合格的年度作品集进行评估。由于不通过反思评估会影响学习者的进步或有资质的执业医师的未来职业生涯和生计,因此必须以稳健与合理的方式做出评估(Koole et al.,2011)。

　　第一步是制定明确、透明、清楚的预期学习结果。这些有助于你制定评估所依据的标准。书写得当的预期学习成果有助于教育者制定明确的评估标准;参见表 10.3,这是作为学术课程一部分的书面反思性评论要求的示例。花点时间调整预期学习结果和标准是值得的,因为这对于学习者和评估者都有帮助。

表 10.3 与评估标准对应的预期学习成果

预期学习成果	评估标准
学习者将能够应用来自文献的反思模型来构建他们的反思性评论	来自文献的反思模型被用来构建反思性评论
学习者将能够通过适当引用来源于课内外的一系列文献、理论和概念来支持观察和反思	通过适当引用来源于课内外的一系列文献、理论和概念来支持观察和反思
学习者将能够通过分析评论中描述的情况来展示对行动的反思	评论中有一节内容明确了针对今后学习或实践的行动

除此之外,还需要开发一个稳健、可靠的系统来进行测量。重要的是,要确保任何评估都是有效的。有效的评估可以衡量它应该衡量的东西。上述例子列出了学习者必须达到的明确标准。由于该评估是学术课程的一部分,评估者希望学习者能够将模型和理论应用于实践,并确定未来的职业发展活动。如果你正在评估一些不同的项目,例如行动中的反思,那么评估就要是实际的,并使用观察和提问技巧。

只有当关于有效性的问题得到了令人满意的回答时,才值得测量评估的可靠性(否则你就有可能陷入衡量无用之物的隐患)。只有当我们进行了明确的定义,才可能确定评估的目的(其表面效度)。只有这样,我们才能扪心自问,我们的评估是否确实衡量了这一目标的实现与否。一旦我们进行了有效的评估,我们就应该考虑其可靠性。可靠的评估是可重复的。可靠的评估是指,由两名或两名以上的评估者评估同一份反思性作业时给出相同的等级、分数或结果,而同一评估者在两个时间点给出相同的评分/结果,或者该评估每年重复进行而得到相似的分数分布。如果其中任何一项并非如此,我们的评估就是不可靠的,我们就不应该以此为依据做出高风险的决策。训练你的评估者,让他们给示例评分(例如,让他们都给同一个示例评分作为训练项目),然后互相讨论他们打出的分数。这将有助于他们对评估的目的形成共识,并阐明如何应用评分表。反过来,这又将使他们能够一致且可靠地进行评分,并揭示是否有任何评估要素需要修改。

七、小结

在本章中,我们探讨了反思作为一种学习工具和通过经验实现终身学习的手段,并强调了在学习者教育早期引入反思的必要性。当我们在项目评估中纳入反思时,尤其是在高风险的评估中,学习和评估需要保持清晰和一致。至关重要的是,需要定义明确的目标、符合 SMART 原则的预期学习成果、有效可靠的评估、良好的反馈和训练有素的评估者。

(刘慧敏　译)

第四部分
成为一个反思的实践者

11

第十一章 反思在提高职业 认同中的作用

> 所有医疗健康行业的从业者都在"成为"一个职业人的旅程中历经了许多阶段和遭遇。对于情境和感受的反思是这趟旅程中的一个核心组成部分,这可能会持续很多年,乃至一生之久。本章探寻了反思性实践是如何在职业认同的形成过程中同时起到发展和挑战作用的。

教育的最高目的是为学习者提供在面对新的思维方式时及与他人互动时进行自我转化的有利条件(Goldie,2012)。医学领域的职业生涯需要终身学习,因此需要持续转变的过程。在医学院和研究生培训早期,这种转变就是从做医生的工作到真正成为医生(Jarvis-Selinger,Pratt and Regehr,2012)。职业认同形成(professional identity formation,PIF)是受许多因素直接或间接影响的,但恰恰只有反思的过程,无论正式还是非正式,有组织的抑或自发的,才是真正促进一个人从学习者到执业医师转变和发展的必要因素。

尽管反思性实践在职业认同形成中是不可或缺的,它也可能给不够稳定的和仍处在发展中的职业认同(有时候甚至是个人认同)带来挑战。2015 年,英国医学总会发布了关于"良好医疗实践"的附加指南,题为"出现问题时的公开和诚实:职业中的坦诚义务"(GMC,2015)。医生和患者或许都会担心竟然有必要为诸如保持公开的态度和就失误道歉这种基本的事情提供指南。临床环境中的诉讼压力可以解释这是医生在执业中一定程度的自我保护,但仔细审视为何医生们会挣扎于公开的态度和随之关于他们错误的评判审查,会发现一些有关反思性实践和职业认同的有趣问题。

一名医生的职业认同很早就萌芽了,通常在医学院入学之前(Horsburgh et al.,2006)。随着医生的头衔和地位而来的,是在职业生涯中的每个阶段都必须与之匹配的尊重、责任和期望。这很可能带来了外在自信的表象,但并不一定反映了他们的内在感受。医生的职业认同一直延伸到了工作环境以外:作为一名医生,还需承载来自家庭、当地社区和朋友圈的期望。因此,对医生来说,职业认同和个人认同是紧密相连的(Goldie,2012)。对个人表现最有效率和效果的反思必须是诚实的、批判性的、且偶尔令人不适的。对于医生这种在所有培训阶段都被期望着表现出一副自信且有胜任力模样的职业来说,这种审视是具有潜在威胁性的。

一、反思性实践如何促成职业认同

近几十年来,医学教育中的职业精神教育已不断发展改进,包含了行为学、伦理学、沟通交流和个人发展等内容。这种发展变化促进大量文献专注于研究医学生和医生的职业认同形成机制,其中包含职业价值和道德、职业抱负和反思等(Holden et al.,2012;Rabow et al.,2010)。作为职业认同形成的基石,反思性实践对帮助医学生和医生经受住日常临床生活中考验也是至关重要的(Mavor et al.,2014)。投入的定期反思性实践可以提高适应力,强化同事和同辈间的连接,并在面临棘手或可能让人慌乱的情形时帮助提升应对技巧(Mavor et al.,2014)(参见情景 11.1 成为和作为一名医生)。

> 情景 11.1 成为和作为一名医生
>
> Alya 决定在申请英国的妇产专科培训之前,花一年时间去尼日利亚工作,参与一个致力于加强乡村孕产妇保健服务的项目。她是助产士团队中的一员,与当地的执业医师和乡村妇女一起工作。在目睹了一些她认为本该能避免的母婴死亡后,她不仅怀疑自己是否还愿意留在非洲,甚至质疑自己是否具有在任何地方成为一名医生的情绪控制能力。Alya 把自己的感受告诉了她们经验丰富的西班牙助产士队长 Carla。让 Alya 感到意外的是,Carla 认为她关于在现实生活中作为一名医生意味着什么的看法很可能是有偏差的,Carla 认为她们在这儿的工作是协助让妇女健康得到长远意义的提高,与此同时她们也会尽力去支持这些妇女和她们的家庭,而这些就是她们所能做到的全部了。她们无法改变世界,但她们在做一些善举。Alya 后来又思考了这个问题,她意识到在来尼日利亚之前她想做一名医生最根本的原因之一是她想要治好患者,所以当她无能为力时她感到了挫败。她意识到这是不现实的,她需要将眼光放长远,去思考提升健康意味着什么,并继续尽己所能在当下环境中提供最好的医疗服务。Carla 的睿智话语让她真正反思和重新思索为何自己想当一名医生以及想当什么样的医生。这仍然很难,但她需要坚持,深挖,并关注那些针对当地积极而长远的成果。

伴随着从"做"到"作为"这一转变而来的,是与职业认同相关的外在和内在生活。根据 Leach 的描述,医生职业精神"很大程度上取决于医生的内在生活质量"(Leach,2008,p. 515),他还谈到为迎接职业认同的形成去拥抱新的处事方式的必要性。反思给了执业医师去识别和审视过往生活经验并最终调和外在和内在生活之间差距的机会。从本体论的角度来看,反思帮助人们去思索抽象的概念和感受,确定什么对他们来说是"真实的",以及他们将在职业认同形成中选择吸收或排除什么,而这些又将如何影响他们的执业。

有目的性和意义性的反思性实践能塑造更全面的执业医师,他的专业实践、个人目标以及存在感都是相互促进的。然而,这并不一定是一个自主的过程,而是能在医学培训中通过不同形式去教授(或者引导)的,这是任何学习周期中必备的一部分(Pratt,Rockmann and Kaufmann,2006)。也是职业认同形成这一"构建、解构、再解读"过程的绝对基础(Wald,2015)。直觉性的反思性过程和形成式的反思性过程有着不同的作用,但两者价值相当。对于那些主要进行直觉性反思的人来说,形成式、结构化的反思能进一步强化他们的思考;而那些觉得自主反思具有挑战性的人也大概率能从形成式反思中获益。

反思和批判性反馈(正式或非正式的)在稳固职业认同的形成中起到了重要的作用。这样一来,反思作为日常执业中的一环,可促使医生群体对于医学采取更公开的态度,其作用早至医学院培养阶段即已出现。反思性实践还促进了集体成功观念的形成:当同时考虑积极和消极的结果时,相对不显眼的团队成员的重要作用会得到不同以往的认可和重视。

二、反思为何会对职业认同带来挑战

想要获得医学院的录取需要专注、全力投入和一定程度的自我激励。在本科期间,充满竞争的环境促使学生们努力脱颖而出,披上自信的外衣并强调自身的优势和成就。这样一种在医学院早期既已形成的文化,在研究生培训环境中延续存在。这有培养出大批"独行侠"的风险(Lee,2010),他们很难组建真正的团队,也很难在团队中工作,而倾向于将个人成败摆在团队成就之前(Mannion,McKimm and O'Sullivan,2015)。对于那些对自己的临床能力缺乏自信、或惧怕单次失误会给个人表现印象减分的人来说,审视任何有待提升的部分都会让他们感到非常不适。医生的职业认同和个人认同是紧密关联的,因此,有关职业表现的负面评价影响深远,并导致严重的个人困扰。在更严重的情况下,人们会觉得他们将被"揪出来"或被曝光为欺骗者或冒牌货,"冒名顶替现象"已经被发现存在于许多专业群体,包括医生和其他卫生专业人员(Parkman,2016)。必须表现出色(和看起来表现出色)的压力来自同行的期待,也来自病患的期望。根据 2015 年 Ipso Mori 调查(Ipsos Mori,2015),医生依然是全国最值得信任的职业群体。尽管患者在其遇到的每一位医生身上看到的都是一个从医学院成功毕业的、完全培养成型的个体,但对于尚处于在培训阶段的医生来说,职业认同的形成却是一个可能延续至研究生阶段及其后时期的渐进过程,尤其是当医生需要承担新的角色或临床任务时。随着发展中的职业认同将其弱点暴露出来,有人可能会用以前的职业认同去"修修补补"还在形成中的职业认同(Pratt,Rockmann and Kaufmann,2006)。医学生和医生们在投射出一种达到期望的外在职业精神的同时,正尝试去发展内在的认同(脆弱且尚未形成),这期间所经受的压力可能意味着他们更难承受对于形成式反思的审查,无论是以书面形式还是以专业会谈的形式。这个潜在的威胁可能在一定程度上解释了为什么反思在某些情境下会变得具有挑战性,尤其当它是形成式的,或对于个人评定有影响,或写下来后会被他人评估。诚然,有些人确实会特别拥护反思性过程。自我理论可以帮助我们理解医生群体可能会如何回应针对其表现和态度的审查和批评,以及这将如何影响他们对于反思性实践的态度。

三、自我理论,职业认同形成和反思性实践

自我内隐理论提供了一个可以帮助我们理解医生如何应对职业认同和能力挑战的模型。自我内隐理论具有领域特异性,并且区分出了两个截然不同的群体(Molden and Dweck,2006)。"实体论者"对自我认同持有固执的观点,而"渐进论者"对自我的认知则是发展变化的。这些自我理论可能在所有领域都适用(例如职业生涯,家庭生活,心智能力),或因各人所处的不同环境而有所不同。假若医生的职业认同和个人认同确实是紧密相连的,各人关于其自我认同的理论应当大概率在不同领域内保持一致。因为实体论者对于自我的认同并未采用发展的眼光,所以当其对自我的核心认知受到直接挑战时,他们便会动摇。信奉实体论的医学生会被不尽如人意的医学院考试成绩压垮,而渐进论者则能迅速应对,找出自己的不足并向那些取得了好成绩者学习借鉴其技能。

在工作中,信奉实体自我理论的医生会因工作中——哪怕是很小的——疏忽或失误的批评而感受到深刻的、针对个人的挑战,在这种情况下,形成式反思可深具揭露性。而渐进论者则更容易成为本能的建设性反思者:反思是他们面对挑战和失望的第一反应,因而反思的形成相较之下并不会有太大问题(参见情景11.2应对失败)。

医学职业尽管是高回报和潜在高薪酬的,却需要高度结构化的、漫长的、且很可能让人感到非常死板的培养过程。对大部分人来说,职业认同的种子在很年轻的时候就已经种下了(Horsburgh et al.,2006)。多数新手医生在20来岁的年纪就在病房的工作中面对着巨大的责任。而很多人在人生的这个时期还处在个人探索和自我认同形成的阶段,但在职场里他们常常被期望着要像

一个完全成型的执业者一般,展现出相应的表情和情绪反应。反思,无论正式或非正式,都是培养职业胜任力和职业认同的必备部分。

情景 11.2 应对失败

Ben 没能通过医学院第三年期末的笔试。以往他一直都在班里名列前茅,这是第一次考试不及格。至今为止,Ben 一直是受欢迎的、自信且直言快语的,他在同年级学生中保持着不错的排名。他是家族里第一个大学生,父母为他的成就而深深感到自豪,亲戚们已经开始叫他"Ben 医生"并时常打电话给他寻求医学建议。他只把考试的事告诉了女朋友 Ellie 一个人,Ellie 是低他一级的学妹,他让 Ellie 不要跟任何人提及此事,因为他对考试结果感到羞愧。Ellie 提议和 Ben 一起坐下来回顾到底哪里出了问题,但 Ben 却拒绝了,并解释说她可能帮不上忙,因为她还没学到第三年的课程。Ben 准备偷偷通过补考,并尽可能让一切悄无声息。

医学院的招生制度和评估文化鼓励了竞争和排名,并再次强化了以下观念——学生们需要基于学业能力在同龄人里中名列前茅。尽管医学院的课程可能积极教授并鼓励反思性实践,但实际上效果好、目的性强的反思性过程和结果(聚焦于成长、发展和改变)却并不像学术成就那样受到重视和奖励。(参见情景 11.3 寻求帮助)。

情景 11.3 寻求帮助

Grace 是在一家大型区域性综合医院里繁忙的呼吸科病房工作的三名 FY1 医生之一,她很担心自己有些基本技能不达标。在评估急性病患和制定相对不直接的处方决策时,她感到了不确定,而其他两名 FY1 医生则显得非常自信,并对自己的日常成就侃侃而谈。她怀疑他们有夸大其词的成分,但她的上级医生看起来却非常欣赏他们。Grace 很害怕和她的教学导师会面讨论她的学习进展,她很想向导师求助,但又怕会被认为比同辈医生能力差。

四、引导性的反思如何才能既有挑战性又不带威胁性

非正式的引导性反思(可以是自发的或有组织的,以小组形式或一对一会谈的形式),如若不做记录或不采取书面形式,可能会让人感到更自由,从而去探索具有挑战性的想法。在小组中,通过听取不同的观点和意见来促进经验的分享和对复杂情境的理解。小组反思更容易有组织地进行,想法被梳理出来,很多观点都被摆上台面讨论。实践社群理论是指人们为了实现共同目标而组团参与集体学习(Wenger-Trayner and Wenger-Trayner,2015);这发生于医学领域内的正式或非正式环境。这在医学社群中似乎很正常,因为学习者

都是沿着"入站轨迹"成为专家和社群中的可靠成员。还有多种非正式的机会——例如初级医生们定期聚在一起讨论他们该如何处理病房日常的工作挑战——能使反思进行得更加顺畅。此类的小组解决问题、分享和反思也可能有助于那些觉得实践更具挑战性的人，为他们演示如何进行有效、积极和常规化的反思。更形式化的反思性实践通常会带来更大的挑战，其中涉及向上级医生书面介绍自己的学习需求。在一个以自我激励和展示外在自信为常态的职业文化环境里，仔细审视自我不足的困难程度是可以理解的。虽然非正式的小组反思非常有价值，正式的书面反思提供了对事件更深入、更细致理解的机会。无论哪种方式的引导性反思都在职业认同的形成中起到了重要作用。在医学环境中公开且无所顾忌地去检视错误和不足必须成为一种文化常态，才能使反思性实践充分发挥效力。这种转变开启的最合理地点应该是在医学院，而反思性实践应当在学习的全过程中常态化。医生和准医生们不仅应该道德健全、诚实且有胜任力，而且还应具备能促进而非阻碍职业认同形成的自我审查技能。

五、小结

要使职业认同形成，必需的要素是："包括体验和反思性过程、引导性反思、形成性反馈、个人叙述的使用……学习榜样和在一个安全的学习社群中坦率地进行讨论"（Wald，2015，p. 2）。反思性实践可以同时促进和阻碍某一环境中还在发展形成的自我认同。要想让引导性的反思性实践对思考、行为和存在产生真正的影响，一种对检视不足和暴露弱点（同时也庆祝成功）予以支持和鼓励的职业文化是至关重要的。投入性的和挑战性的反思逐渐将外在的羽翼丰满的职业认同和内在的"构建中的医生"相互融合，最终目标是培育出一个自信兼具胜任力的执业医师，他从医学院入学开始到退休之日一直具备适应、学习和发展的专业能力。

（周舟　译）

12

第十二章 反思、再验证和评估

> 本章探讨反思在培训、终身学习和专业持续发展中的作用,特别关注评估和再验证过程。除了探讨如何才能最好地收集一组令人满意的证据进行再验证,以及如何组织评估以融入反思,本章还更深入地研究了支撑过程,以及这些过程如何促进或抑制反思。

我们将把前面章节中描述的许多理论和实践信息应用到反思性过程中,以便跟上不断变化的医学和其他医疗保健行业的发展,并同时证明这种反思性学习活动已经发生。

一、成人学习-成人教育学

以 Malcolm Knowles 为代表的许多作家都认为儿童和成人学习方式存在差异。Knowles、Holton 和 Swanson(2005)引用了另一位美国教育家 Eduard C. Lindemann 的作品(Lindemann,1926),后者主张根据学习者的兴趣来设置成人教育课程。Lindemann 关于成人学习者的主要假设观点见框 12.1。

框 12.1 Lindemann 关于成人学习的五个关键假设(引自 Knowles,Holton and Swanson,2005)

---

(1) 成年人学习的动力来自他们的需求和兴趣,并且通过学习可以满足这些需求和兴趣。

(2) 成年人的学习定位是以生活为中心的。

(3) 经历是成人学习最丰富的源泉。

(4) 成年人有自我引导的强烈需求。

(5) 人类个体差异随着年龄的增长而增加。

有关成人教育学的一些基本概念贯穿了全书,尤其与持续职业发展中的反思性学习相关。在《成人学习者》一书中,Knowles 和他的同事们在早期工作基础上,提出了以下六大将成人教育与儿童教育区分开来的特点。我们将考虑这些特点与反思性实践(作为持续职业发展的一部分)的相关性。

(1) 知道的必要性;

(2) 学习者的自我概念;

(3) 学习者经历的作用;

(4) 学习的意愿;

(5) 学习定位;

(6) 学习动力。

(一) 知道的必要性

一个忙碌的医生不太可能投入时间和精力去学习一些他们没有或没能看到其必要性的东西。如果意识到正在学习的东西与自己相关或者对自己有意义,所有年龄段的学习者都可能会学得更好;成年人更习惯于自主决定自己的生活,因此他们尤其不太可能参与那些看起来与自己无关的学习。成年人认为与自己相关的学习包括:与工作直接相关的,符合个人兴趣的,能更好地了解特定患者的病情的或通过征求反馈获得的。

(二) 学习者的自我概念

成年人习惯于自己决定做什么和不做什么(学什么和不学什么),这是学习者自我概念的重要表达形式。对于许多成年学习者来说,如果要迫不得已回到教室去学习教师教给他们的任何东西,可能会让他们感觉像是被拽回了童年或青春期。这也可能导致他们的行为回到那个发展阶段。因此,如果能够通过在线或其他开放式的途径学习他们需要知道的内容,忙碌的成年学习者就有可能保持自我概念和主观能动性。

(三) 学习者经历的作用

我们在第三章反思的理论基础中讨论过将体验式学习作为一种反思式学习的模式。对于一个将反思作为持续专业发展基础的成年人来说,学习者的经历尤为重要。在学校和大学里,我们已经习惯了由课程设计人员和评估人员来确定课程。然而,对于想要学习与日常实践相关的定制化内容的成人学习者来说,恰恰是他们的个人体验构成了"课程"(学习的进程)。此外,反思可以帮助他们从这些体验中提炼学习内容,并将其转化为学习目标(他们想要或需要学习的内容)、学习计划(学习方法和时间),以及最终可以应用于实践的新知识或新见解。

(四) 学习的意愿

与学习者经历的作用相关联的是他们学习的意愿。学习的意愿可由许多因素引起:例如可能是一个关键事件,但同样也可能仅仅是为了给患者提供最好的诊疗而需要了解最新的资讯。有关学习的意愿与学习定位和学习动力相结合的例子(参见情景 12.1)。

情景 12.1

全科医生 Katy 即将在工作中担当一个新角色——治疗新近诊断的糖尿病患者。她很快意识到,由于对市场上多种新型抗糖尿病药物的作用模式缺乏了解,她没有足够的能力给这些患者实施有效的治疗。因此,她的"学习目标"是了解这些药物,以确定哪种药物可能最适合她所负责的不同类型的患者。她现在准备好要学习这些药物相关知识,具备了内在和外在的学习动力。六个月前,当这些患者是另一位医生负责的时候,她的学习意愿并不强。这一点很重要。学习什么以及如何学习是由学习者决定的,由他们的个人经历以及他们生活中发生的事情决定的。

Katy 是一个顾家的全科医生,她一般在晚上孩子们上床后进行阅读和获取新资讯。她通过上网检索以及咨询同事了解到获取这些新知识的途径。尽管有许多关于不同药物机制的科学文章,当地公立医院也有短期课程,但她最感兴趣的还是最近开发的一个在线学习模块("课程"),《英国医学杂志》(*BMJ*)上一篇题为"糖尿病处方的阶段性策略"的综述中提及过相关内容,此模块具有内置的自我测试功能。这构成了她的"学习计划"的基础;她可以在接下来的几周内完成这个模块,让她能兼顾工作和家庭。她对模块的内容有信心,并且相信自己一旦完成了相应的学习和评估,会更有能力照顾那些糖尿病患者。她选择的学习方式反映了她作为一个学习者和健康专业人士的学习定位和自我概念。

(五) 学习定位

学生遇到学习机会的方式很大程度上决定了其是否与学生的学习定位相关联。成人学习者的学习课程是根据他们的个人经历设置的,因此他们倾向于寻找那些可以提高自身日常生活技能(包括职业生涯在内)的学习机会。

(六) 学习动力

所有的成年人都渴望继续成长和发展,而正是这种来自他们内心的动力最有可能推动他们去学习。当学习者没有积极参与有助于他们成长和发展的学习时,其原因可能不是由于缺乏内在动机,而是由于存在一些障碍:如他们相信凭着自己的能力能够满足个人的学习需求,也可能仅仅是因为缺乏学习时间或学习机会等环境障碍。

二、学习回报的最大化

前面的章节中我们谈到,作为一名执业医师或保健医师,要认识到很重要的一点,那就是你将会投入大量的时间进行反思性学习活动,从而跟上专业知识和临床实践的不断变化。人们总是期望你能证明自己进行了反思性学习活动。通过反思,你需要证明你在思考自己的临床实践、你与患者及其家属的互动,以及你的知识和培训如何使你胜任自己所做的工作。从中,你将确定你需要知道或改变的事情,并据此证明进行了反思行动。

三、基于个人经历的课程

在本节中,我们将探讨如何根据个人经历定制适合自己需求的课程。框12.2 和框 12.3 中罗列的问题旨在帮助你批判性地反思自己的经历,并确定自己的学习需求。这个问题列表并不能面面俱到,你可以考虑更多适合自己所处环境和学习需求的问题。

框 12.2　医患交流的反思

- 那个患者离开的时候对这次就诊满意吗?
  - 如果他们满意,你是怎么做到的? 反思一下,有没有什么事情你可以做得不一样?
  - 如果他们不满意,我能学到什么来提高以后接诊的满意度?
- 我的核心知识是否足以解决患者的问题?
  - 若非如此,暴露出了哪些问题?
  - 你打算如何解决这些问题?
- 我是否具有必要的沟通技巧和临床技能来缓解患者的病痛和忧虑?
  - 若非如此,还有哪些不足? 你打算如何解决这些问题?
- 在接诊那名患者过程中,你觉得有什么困难吗? (例如,有没有什么让你感到沮丧或有挑战性?)
  - 为什么会这样?
- 这次接诊与以前的接诊有什么相似之处,又有什么不同之处?

  虽然大多数医生会需要并期望去定期获取某些信息,但是有一些知识(我们称之为"核心"知识),则是所有的专科医生都需要从脑海中回忆并应用于实践的。这些核心知识的内容取决于专业和资历,以及在某种程度上,决定于每个医生自身。

框 12.3　经过一段时间医疗实践后的反思

- 什么样的接诊经历会让你觉得你在做一份有价值的工作？
  - 你知道为什么这些患者会让你有这种感觉吗？这是你特别感兴趣的领域吗？
- 什么样的患者会让你心灰意冷？
  - 你能具体说说为什么他们对你有这种影响吗？
  - 你能通过接受一些特殊的培训或改变自身工作方式来减少这种影响吗？
- 你收到过患者的投诉吗？
  - 这让你有什么感觉？
  - 你是如何应对这些投诉的？
  - 你从这个过程中学到了什么？
- 你的工作中是否包含无需与患者直接接触的内容（例如医学教育、临床监控、管理以及领导等）？按照你的工作满意度从 1 到 10 给这些活动打分，1= 非常不喜欢，10= 非常喜欢。
  - 如果你给这些活动打分很高，你为什么喜欢这些活动呢？
  - 如果你给这些活动打分很低，你为什么不喜欢呢？你能参加有助于这方面工作的培训吗？你是否有可能放弃或改变某些部分的工作？
- 你为患者提供的服务中有哪些方面让你感到自豪？
- 你希望在你所提供的服务中做出哪些改变？
  - 你如何开始让这些改变发生？

　　学习者运用这些关键问题，可确保投入到反思实践和获取最新资讯上的时间和精力能带来最好的回报。这可能会带来冲突，你会觉得自己没有足够的时间来进行反思性学习，有时情况可能就是这样。你可能还会觉得，你所需要做的就是让评估你的学习档案的人满意，以确定你是否经历了足够的反思性学习活动。如果你问一个执业医师，他们希望自己的专业知识和技能达到什么样的水平，几乎所有人都会说，他们希望自己具有恰当的知识水平以胜任所从事的工作。然而，如果一个医生正不得不完成他们的学习档案以供评估（特别是当他们把事情拖到最后一刻，而且必须在第二天早上九点之前在线提交的时候），你问他们的直接目标是什么，他们可能会回答说是编制一个让评价员或评估员满意的文档。这两种结果的确可能大相径庭。

　　那么，我们怎样才能确保从这些学习活动中获得最好的结果呢？我们认为首先要认识到：

- 我们希望成为的医生类型；
- 我们希望从持续职业发展活动中获得的学习成果；
- 基于个人经历的内在驱动的学习与其他任何形式的学习不一样。

在活动 12.1 中，我们探讨如何利用既往的内在驱动式自主学习经历来确定如何学习、学习什么、学习感受以及如何将所学付诸行动。

　　这个练习的目的是帮助你认识到你已经拥有从经历中学习的内在能力（如前文中成人学习理论所述），而且你能够带着积极的情感和积极的自我效能感来做这件事。

活动 12.1　学中学

　　试着回想某个正式或非正式的学习片段，那时你能够根据一个特定的病例或特定的患者改变你对学习主题的理解（换句话说，一次"体验"）
- 是什么让你意识到学习已经进行了？
- 以这种方式学习让你感觉如何？
- 这是你认为你已经学到的或者你会保留下来的东西吗？
- 你能从中学到什么可用于指导以后的学习体验？

四、内在激励性的学习

　　如果你花在持续职业发展上的时间是关于你喜欢并能从中获得成就感的活动，那么活动本身就是回报。内在驱动的学习可令人感觉自己在某些方面成为一个更好的人（可能有更好的知识储备，因此能够更好地完成工作），即人本主义心理学家称之"自我实现"。这是指你最大限度地发挥你的潜力，尽你所能做到最好。以"需求层次论"而闻名的 Maslow(1987)认为自我实现的人具有以下特征：

- 他们欣然接纳并着迷于未知的、不明朗的和神秘的事物——他们渴望知道"为什么？"；
- 他们接受自己作为人类的不完美，但仍寻求改变他们可以改变的东西，如缺点和坏习惯；
- 他们从本质上享受体验和活动，而不只是将其作为达到目的的手段；
- 他们的动机是个人成长，而不仅仅是生理和心理需求的满足；
- 他们很谦逊，知道自己并不完美，因而愿意向任何人或任何事学习。

　　自我实现的驱动力被视为基本的人类动力，而且据我们所知，持续、综合的学习常使学习者自我感觉良好。一个正在经历此类学习的执业医师，经常结合他们的工作体验，将自我激励，将能够跟上相关领域最新的发展，并将对自己的知识和学习能力非常有信心。他们还将在自己的学习和知识发展方面发挥带头作用。这与说教式的传统教育方法非常不同，在传统的教育方法中，学习的内容是由教师而不是学习者个人决定的。

五、做好持续职业发展所需的评估和再验证记录

反思性学习本身就具有回报性,其最佳的方式是通过自己的亲身体验所得。然而,如果你是一个医生,你可能会需要提供反思性学习的证据,以电子或书面形式提交给你的评估师,或者口头陈述你的反思性学习体验。这些证据收集在一起通常被称为用于评估的学习档案。正如我们在前几章所讨论的,学习档案里面通常列出一系列学习经历,并使用各种反思性学习模板进行在线记录。这些模板旨在帮助学习者通过逐步展示所选的任何一种反思性学习周期的各个阶段,来证明一个完整的反思性学习周期已经完成,并且还能帮助学习者最大限度地发挥其反思性学习潜力。第四章反思的理论框架描述了常用的反思框架,包括 Borton(1970)、Kolb(1984)、Gibbs(1988)及 Rolfe、Jasper 和 Freshwater(2011)的框架。

你需要找到一种方法来满足正式的书面评估要求,以增强而不是削弱你的反思性学习活动。我们之前提到过,学习者经常把反思性学习称为"打勾活动"。如果你对反思也抱有这种看法,那就有必要问问自己,是否可以做些不同的事情,让反思性学习活动更有意义,而不是一个简单的由课程或评估者的要求驱动的活动。如果你能尽量清楚地陈述以下问题将有利于评估:

- 在反思性学习的特定阶段你打算做什么?
- 你从中得到了什么?
  - 你从中学到了什么?
  - 你认为你的理解有什么变化?
- 你认为你的实践在未来会有什么变化?

六、展示一段时间后的学习和进步

正如我们在第十章评估反思中讨论的,如果你记录一段时间的学习档案,那么很重要的一点,就是利用这个机会阐述你在特定领域的认知或进步逐步形成的历程。同样重要的是,在你的学习档案中应列出一些条目,并添加其他与你密切相关的材料,以助于表达你想要说的意思。学习档案和其中的反思性学习条目应该是高度个性化的,并且应该使你能够以一种自觉舒服的方式表达。如果反思性学习模板的特定标题与你要做的工作不匹配,那么就应指出来,并根据你的需要适当调整。

在一段时间内记录下来的一份学习档案,通过前后引用,展示出你对事物的理解是如何随着时间而改变的,以及引起这些改变的原因;从元认知(对思

考的思考)的角度来看,用于评估的学习档案应该就是显示元认知活动的重要证据。就如同框 12.4 的学习档案摘录所显示的那样,你不是简单地复制知识,而是主掌获得什么知识、如何获得知识,以及如何将其应用到自己的实践和职业发展中。

框 12.4　职业发展学习档案摘录

　　在这个项目中,我觉得自己主要在两个方面发生了变化。首先,我学会了自我反思的重要性,以及如何利用它作为自我发展的工具。在课程开始时,我对反思性实践的价值持怀疑态度,只是在本科教育期间的一些活动以及作为一名实习医生的在线电子学习档案中,对反思性实践有一些模糊的印象。通过这个项目的诸多互动环节,我学习到,有效的自我反思需要我们先认识到自身的局限性和弱点,然后才能带来改变。其中我发现 Proctor 关于从新手到专家的模型特别有用(Proctor, 2001),即思考你不知道自己不知道和知道自己不知道的情况。反思需要一个可以发生在内部或外部的对话过程,因此我已经开始更有意识地寻找机会参与建设性的反馈。最终,我开始认识到反思性实践是一个迭代循环,它需要时间。当你需要填写一个自由文本框作为强制练习的一部分时,它不会随时启动或关闭。随着时间的推移,无论是通过学习理论还是观察他人的习惯,专注的思考都可以触发你内在的领悟,并带来 Kolb 学习环(Kolb, 1976)中所描述的变化。更好地理解我们学习的方式以及自我反思如何与自我发展相适应,意味着我已经将其作为一种技巧来促使我在个人生活和职业生活中不断成熟。

(由接受领导力培训的医生撰写)

七、小结

　　本章重点讨论合格且有经验的执业医师在需要为再验证和/或评估准备学习档案时的反思活动。然而,尽管医疗从业者参与反思性活动受到外部因素的驱动,我们亦证明了,有目的、有意识的反思性活动本身就构成了令人愉悦、满足且富有意义的学习的关键部分。

(何春燕　唐其柱　译)

参考文献

Alsop, A. and Ryan, S. (1996) *Making the Most of Fieldwork Education*,cited in McClure, P. *Reflection on Practice*. Making Practice Based Learning Work, http://cw.routledge.com/textbooks/9780415537902/data/learning/8_ Reflection%20in%20Practice.pdf (accessed 2 January 2017).

Anderson, L.W., Krathwohl, D.R. and Bloom, B.S. (2001) *A Taxonomy for Learning, Teaching, and Assessing: A Revision of Bloom's Taxonomy of Educational Objectives*, Allyn & Bacon.

Argyris, C., Putnam, R. and Smith, D.M. (1985) *Action Science: Concepts, Methods and Skills for Research and Intervention*, Jossey Bass, San Francisco.

Ausubel, D.P. (2000) *The Acquisition and Retention of Knowledge*, Kluwer Academic Publishers, Dordrecht, The Netherlands.

Bandura, A. (1997) *Self-Efficacy: The Exercise of Control*, W.H. Freeman, New York.

Bassot, B. (2012) *The Reflective Diary. Enhancing Professional Development*, Matador.

Bergold, J. and Thomas, S. (2012) Participatory research methods: a methodological approach in motion. *Forum: Qualitative Social Research*, **13** (1), Art. 30.

Biggs, J. and Tang, A. (2011) *Learning to Teach in Higher Education: What the Student Does*, 4th edn, Open University Press, Maidenhead, UK.

Borton, T. (1970) *Reach, Touch and Teach*, Hutchinson, London.

Boud, D., Keogh, R. and Walker, D. (1985) Promoting reflection in learning: A model, in *Reflection: Turning Experience into Learning* (eds D. Boud, R. Keogh and D. Walker), Kogan Page, London, pp. 18–40.

Bourner, T. (2003) Assessing reflective learning. *Education + Training*, **45**, 267.

Bowman, M. and Addyman, B. (2014) Academic reflective writing: A study to examine its usefulness. *British Journal of Nursing*, **23** (6), 304–309.

Brady, D.W., Corbie-Smith, G. and Branch, W.T. Jr (2002) "What's important to you?": The use of narratives to promote self-reflection and to understand the experiences of medical residents. *Annals of Internal Medicine*, **137**, 220–223,cited in Branch, W.T. (2005) Use of critical incident reports in medical education:

A perspective. *Journal of General Internal Medicine*, **20** (11), 1063–1067, http://www.ncbi.nlm.nih.gov/pmc/articles/PMC1490252/ (accessed 3 January 2017).

Bringle, R.G. and Hatcher, J.A. (1999) Reflection in service learning: Making meaning of experience. *Educational Horizons, Summer*, 179–185,cited in Sloan, D. and Hartsfield, T.S. *Section 3. Reflection Activities*, http://www.aacc.nche.edu/Resources/aaccprograms/horizons/Documents/reflection_3.pdf (accessed 3 January 2017).

Brockbank, A. and McGill, I. (2009) *Facilitating Reflective Learning in Higher Education*, 2nd edn, Open University Press.

Brookfield, S. (1987) *Developing Critical Thinkers*, Open University Press, Milton Keynes, UK.

Brookfield, S. (1998) Critically reflective practice. *Journal of Continuing Education in the Health Professions*, **18**, 197–205.

Bruner, J. (1996) *The Culture of Education*, Harvard University Press, Cambridge, MA.

Bruning, R., Schraw, G. and Norby, M. (2011) *Cognitive Psychology and Instruction*, 5th edn, Pearson Education Inc., Boston, MA.

Carr, W. and Kemmis, S. (1986) *Becoming Critical: Education, Knowledge and Action Research*, Routledge, London.

COBE (2005) *Action Research: A Guide for Associate Lecturers*, Open University.

Comer, M. (2016) Rethinking reflection-in-action: What did Schön really mean? *Nurse Education Today*, **36**, 4–6.

Cooperrider, D. and Whitney, D.D. (2005) *Appreciative Inquiry: A Positive Revolution in Change*, Berrett-Koehler Publishers.

Criticos, C. (1993) Experiential learning and social transformation for a post-apartheid learning future, in *Using Experience for Learning* (ed. D. Boud, R. Cohen and D. Walker), Society for Research into Higher Education and Open University Press, pp. 157–168.

Cross, T.A. and Angelo, K.P. (1993) *Classroom Assessment Techniques: A Handbook for College Teachers*, Jossey-Bass Publishers, San Francisco.

de Bono, E. (1985) *Six Thinking Hats*. Penguin Publishers.

De Souza, B. and Viney, R. (2014) Coaching and mentoring skills: necessities for today's doctors. *BMJ Careers*, http://careers.bmj.com/careers/advice/view-article.html?id=20018242 (accessed 3 January 2017).

Delany, C. and Golding, C. (2014) Teaching clinical reasoning by making thinking visible: An action research project with allied health clinical educators. *BMC Medical Education*, **14**, 20, http://bmcmededuc.biomedcentral.com/articles/10.1186/1472-6920-14-20 (accessed 3 January 2017).

Dewey, J. (1910) *How We Think*, D.C. Heath, Boston, MA.

Doctors' Defence Service UK (2016) *Reflective Writing in GMC Cases – Showing Insight*, https://doctorsdefenceservice.com/showing-insight-in-reflective-writing-in-gmc-cases/ (accessed 3 August 2016).

Downey, M. (2003) *Effective Coaching*, 3rd edn, Thomson Texere.

Driscoll, J. (2007) *Practising Clinical Supervision: A Reflective Approach for Healthcare Professionals*, 2nd edn, Bailliere Tindall Elsevier, Edinburgh.

Finlay, L. (2008) *Reflecting on 'Reflective Practice'*, PBPL Paper 52, The Open University.

Flanagan, J.C. (1954) The critical incident technique. *Psychological Bulletin*, **51** (4), https://www.apa.org/pubs/databases/psycinfo/cit-article.pdf (accessed 3 January 2017).

Freire, P. (1970) *Pedagogy of the Oppressed*, Herder and Herder, New York.

Freire, P. (1996) *Pedagogy of the Oppressed*, Penguin Books, London.

General Medical Council (GMC) (2009) *Tomorrows Doctors*, GMC, London.

General Medical Council (GMC) (2013) *Doctors' Use of Social Media*, http://www.gmc-uk.org/guidance/ethical_guidance/21186.asp (accessed 3 January 2017).

General Medical Council (GMC) (2014) *The Meaning of Fitness to Practise*, http://www.gmc-uk.org/the_meaning_of_fitness_to_practise.pdf_25416562.pdf (accessed 3 August 2016).

General Medical Council (GMC) (2015) Openness and honesty when things go wrong: The professional duty of candour, in *Good Medical Practice, GMC*, http://www.gmc-uk.org/guidance/ethical_guidance/27233.asp (accessed 26 April 2016).

generationOn (2011) *Service Learning Reflection Activities by Type and Length*, http://www.generationon.org/files/flat-page/files/checklist_of_reflection_activities.pdf (accessed 3 January 2017).

Gibbs, G. (1988) *Learning by Doing: A Guide to Teaching and Learning*, Oxford Centre for Staff and Learning Development, Oxford. http://www2.glos.ac.uk/gdn/gibbs/index.htm (accessed 3 January 2017).

Giddens, A. (1991) *Modernity and Self-Identity*, Stanford University Press, Stanford, CA.

Gijselaers, W. (1995) Perspectives on problem-based learning, in *Educational Innovation in Economics and Business Administration: The Case of Problem-Based Learning* (eds W. Gijselaers, D. Tempelaar, P. Keizer *et al.*), Kluwer, Dordrecht, The Netherlands, pp. 39–52.

Goldie, J. (2012) The formation of professional identity in medical students: Considerations for educators. *Medical Teacher*, **34** (9), e641–e648.

Goldsmith, S. (1995) *Journal Reflection: A Resource Guide for Community Service Leaders and Educators Engaged in Service Learning*, American Alliance for Rights and Responsibilities, Washington, DC.

Grant, A. (2013) *Reflection and Medical Students' Learning. An In-Depth Study Combining Qualitative and Quantitative Methods*. Lambert Academic Publishing

Grant, A., Berlin, A. and Freeman, G.K. (2003) The impact of a student learning journal: An evaluation using the nominal group technique. *Medical Teacher*, **25**, 335–340.

Grant, A., Kinnersley, P., Metcalff, E. *et al.* (2006) Students' views of reflective learning techniques: An efficacy study at a UK medical school. *Medical Education*, **40**, 379–388.

Greenhalgh, T., Howick, J. and Maskrey, N. (2014) Evidence based medicine: A movement in crisis? *BMJ* **2014**, 348, g3725.

Greenwood, D.J. and Levin, M. (2007) *Introduction to Action Research*, 2nd edn, Sage, Thousand Oaks, CA.

Heron, J. (1976) A six-category intervention analysis. *British Journal of Guidance and Counselling*, **4** (2), 143–155.

Heron, J. (1986) *Six Category Intervention Analysis*, 2nd edn, Human Potential Research Project, University of Guildford, UK.

Heron, J. (1996) *Co-operative Inquiry: Research into the Human Condition*, Sage, London.

Herr, K. and Anderson, G.L. (2005) *The Action Research Dissertation: A Guide for Students and Faculty*, Sage, Thousand Oaks, CA.

Hodgson, A.K. and Scanlan, J.M. (2013) A concept analysis of mentoring in nursing leadership. *Open Journal of Nursing*, **3**, 389–394. doi: org/10.4236/ojn.2013.35052

Holden, M., Buck, E., Clark, M. *et al.* (2012) Professional Identity Formation in medical education; The convergence of multiple domains. *HEC Forum*, **24**, 245–255.

Horsburgh, M., Perkins, R., Coyle, B. and Degeling, P. (2006) The professional subcultures of students entering medical, nursing and pharmacy programmes. *Journal of Interprofessional Care*, **20** (4), 425–431. doi: 10.1080/13561820600805233

Huang, H.B. (2010) What is good action research?: Why the resurgent interest? *Action Research*, **8**, 93.

INVOLVE (2009) *Research Design Services and Public Involvement*, INVOLVE, Eastleigh, UK.

Ipsos Mori (2015) *Politicians Trusted Less than Estate Agents, Bankers and Journalists*, Ipsos Mori, https://www.ipsos-mori.com/researchpublications/researcharchive/3685/Politicians-are-still-trusted-less-than-estate-agents-journalists-and-bankers.aspx (accessed 3 January 2017).

Jarvis-Selinger, S., Pratt, D.D. and Regehr, G. (2012) Competency is not enough: Integrating identity formation into medical education discourse. *Academic Medicine*, **87**, 1185–1190.

Jasper, M. (2006) *Professional Development, Reflection and Decision-Making*, Blackwell, Oxford.

Jasper, M. (2008) Using reflective journals and diaries to enhance practice and learning, in *Reflective Practice in Nursing*, 4th edn (eds C. Bulman and S. Schutz), Blackwell, Chichester, pp. 163–188.

Jasper, M. (2013) *Beginning Reflective Practice*, Cengage Learning, Andover, UK.

Kehlet, H. (1997) Multimodal approach to control postoperative pathophysiology and rehabilitation. *British Journal of Anaesthesia*, **78**, 606–617.

King, P.M., and Kitchener, K.S. (1994) *Developing Reflective Judgment: Understanding and Promoting Intellectual Growth and Critical Thinking in Adolescents and Adults*, Jossey-Bass, San Francisco.

Knowles, M., Holton, E. and Swanson, R. (2005) *The Adult Learner*, Elsevier, Burlington, MA.

Kolb, D.A. (1984) *Experiential Learning: Experience as a Source of Learning and Development*. Prentice-Hall, Englewood Cliffs, NJ.

Koole, S., Dornan, T., Leen, A. *et al.* (2011) Factors confounding the assessment of reflection: a critical review. *BMC Medical Education*, 11.

Kouzes, J.M. and Posner, B.Z. (2009) The Five Practices of Exemplary Leadership, in *The Jossey-Bass Reader on Educational Leadership*, Jossey-Bass, San Francisco, pp. 63–72.

Krause, S. (1996) Portfolios in teacher education: Effects of instruction on preservice teachers' early comprehension of the portfolio process. *Journal of Teacher Education*, **47**, 130–138.

Lave, J. and Wenger, E. (1991) *Situated Learning: Legitimate Peripheral Participation*, Cambridge University Press, Cambridge.

Leach, D.C. (2008) Medical professionalism and the formation of residents: A journey towards authenticity. *University of St Thomas Law Journal*, **5**, 21–521.

Lee, T.H. (2010) Turning doctors into leaders. *Harvard Business Review*, **88** (4), 50–58.

Lewin, K. (1946). Action research and minority problems. *Journal of Social Issues*, **2** (4), 34–46.

Lindemann, E. (1926) *The Meaning of Adult Learning*, New Republic, New York.

Mahajan, R.P. (2010) Critical incident reporting and learning. *British Journal of Anaesthetics*, **105** (1), 69-75. doi: 10.1093/bja/aeq133

Mannion, H., McKimm, J. and O'Sullivan, H. (2015) Followership, clinical leadership and social identity. *British Journal of Hospital Medicine*, **76** (5), 270–274.

Marton, F., Hounsell, D. and Entwistle, N. (eds) (1997) *The Experience of Learning*, Scottish Academic Press, Edinburgh.

Marton, F. and Säljö, R. (1997) Approaches to learning, in *The Experience of Learning* (eds F. Marton, D. Hounsell and N. Entwistle), Scottish Academic Press, Edinburgh, pp. 39–58.

Maslach, C. (1982) *Burnout: The Cost of Caring*, Prentice Hall.

Maslow, A. (1987) *Motivation and Personality*, Harper and Row.

Mathers, N., Mitchell, C. and Hunn, A. (2012) *A Study to Assess the Impact of Continuing Professional Development (CPD) on Doctors' Performance and Patient/Service Outcomes for the GMC*. University of Sheffield.

Matthews, R. (2014) Additional barriers to clinical supervision for allied health professionals working in regional and remote settings. *Australian Health Review*, **38** (1), 118.

Mavor, K.L., McNeill, K.G., Anderson, K. *et al.* (2014) Beyond prevalence to process: The role of self and identity in medical student well-being. *Medical Education*, **48**, 351–360.

McClure, P. (2005) *Reflection on Practice: Making Practice Based Learning work*, http://cw.routledge.com/textbooks/9780415537902/data/learning/8_Reflection%20in%20Practice.pdf (accessed 3 January 2017).

Mendenhall, T.J. and Doherty, W.J. (2007) Partners in diabetes. Action research in a primary care setting. *Action Research*, **5** (4), 378–406.

MindTools (2016) *Heron's Six Categories of Intervention*, www.mindtools.com/CommSkll/HeronsCategories.htm (accessed 18 July 2016).

Molden, D.C. and Dweck, C.S. (2006) Finding 'meaning' in psychology: A lay theories approach to self-regulation, social perception and social development. *American Psychology*, **61** (3), 192–203.

Moon, J. (1999) *Reflection in Learning and Professional Development*, Kogan Page, London.

Morton-Cooper, A. (2000) *Action Research in Health Care*, Blackwell Science, Oxford.

Newton, P. and Burgess, D. (2008) Exploring types of educational action research: Implications for research validity. *International Journal of Qualitative Methods*, **7** (4), 18–30.

O'Sullivan, G., Hocking, C. and Spence, D. (2014) Action research: Changing history for people living with dementia in New Zealand. *Action Research*, **12** (1), 19–35.

Parkman, A. (2016) The imposter phenomenon in higher education: Incidence and impact. *Journal of Higher Education Theory and Practice*, **16** (1), 51–60.

Perry, S. (2014) *A Kindness*, Poetry Space Ltd.

Perry, W.G. Jr (1970) *Forms of Intellectual and Ethical Development in the College Years: A Scheme*, Holt, Rinehart, and Winston, New York.

Pink, J., Cadbury, N. and Stanton, N. (2008) Enhancing student reflection: The development of an e-portfolio. *Medical Education*, **42**, 1132–1133.

Pratt, M.G., Rockmann, K.W. and Kaufmann, J.B. (2006) Constructing professional identity: The role of work identity learning cycles in the customization of identity among medical residents. *Academy of Management Journal*, **49** (2), 235–262.

Rabow, M.W., Reme, R.N., Parmelee, D.X. and Inui, T.S. (2010) Professional formation: Extending medicine's lineage of service into the next century. *Academic Medicine*, **85**, 310–317.

Reason, P. and Rowan, J. (eds) (1981) *Human Inquiry: A Sourcebook of New Paradigm Research*, John Wiley & Sons, Ltd, Chichester, UK, pp. 395–399.

Reed, E., Cullen, A., Gannon, C. *et al.* (2015) Use of Schwartz Centre Rounds in a UK hospice: Findings from a longitudinal evaluation. *Journal of Interprofessional Care*, **29** (4), 365–366. doi: 10.3109/13561820.2014.983594

Rolfe, G. (2014) Rethinking reflective education: What would Dewey have done? *Nurse Education Today*, **34**, 1179–1183.

Rolfe, G., Jasper, M. and Freshwater, D. (2011) *Critical Reflection in Practice. Generating Knowledge for Care*, 2nd edn, Palgrave Macmillan, Basingstoke, UK.

Sackett, D.L. *et al.* (1996) Evidence based medicine: what it is and what it isn't. *BMJ*, **312**, 71.

Sandars, J. (2008) Reflective learning and the net generation. *Medical Teacher*, **30**, 877.

Schön, D.A. (1983) *The Reflective Practitioner: How Professionals Think in Action*, Temple Smith, London.

Schön, D.A. (1987) *Educating the Reflective Practitioner*, Jossey-Bass, San Francisco.

Schön, D.A. (1992) The crisis of professional knowledge and the pursuit of an epistemology of practice. *Journal of Interprofessional Care*, **6** (1), 49–63.

Surgenor, P. (2011) *Tutor, Demonstrator & Coordinator Development. Reflective Practice*, http://www.ucd.ie/t4cms/Reflective%20Practice.pdf (accessed 3 January 2017).

Taylor, B. (2010) *Reflective Practice for Healthcare Professionals*, 3rd edn, Open University Press, Maidenhead, UK.

Vygotsky, L. (1978) *Mind in Society: The Development of Higher Psychological Processes*, Harvard University Press, Cambridge, MA.

Wald, H.S. (2015) Professional identity (trans)formation: Reflection, relationship, resilience. *Academic Medicine*, **90** (6), 1–6.

Wenger-Trayner, E. and Wenger-Trayner, B. (2015) *Introduction to Communities of Practice: A Brief Overview of the Concept and its Uses*, http://wenger-trayner.com/introduction-to-communities-of-practice/ (accessed 3 January 2017).

Whitmore, J. (2009) *Coaching for Performance*, 4th edn, Nicholas Brealey Publishing, London.

中英文专业词汇对照表

meta 分析　meta-analyses
SWOT 分析　SWOT analysis
TGROW 教练模型　TGROW model of
　　coaching

A

案例导向式学习　case-based learning

B

布卢姆分类法　Bloom's taxonomy

C

策略学习者　strategic learner
常见问题　tame problem
创意性写作　creative writing
词汇快闪　word whips

D

打勾练习　tick-box exercise
导师　supervisor
电子学习档案　e-portfolio

F

反思日志　reflective journal
反思性实践　reflective practice

反思性思维　reflective thinking
反思性写作　reflective writing
反思性学习　reflective learning
反思性质疑　reflective scepticism

G

关键事件分析　critical incident analysis
过程教育模型　model for process education

J

基础培养阶段　foundation programme
棘手问题　wicked problem
技术理性知识　technical rational knowledge
坚硬高地　hard high ground
建构主义者　constructivist
渐进论者　incremental theorists
教练和辅导　coaching and mentoring
教育脚手架　educational scaffolding
解放的反思　emancipatory reflection
经验学习　experiential learning
经验学习环　experiential learning cycle

K

可迁移技能　transferable skills
库伯学习环理论　Kolb cycle

L

六顶思考帽　six thinking hats

N

内在驱动的学习　intrinsically motivated
　　learning
年度考评周期　annual appraisal cycle

P

朋辈小组　peer groups
批判性思维　critical thinking
评估　appraisal

Q

浅表学习　a surface approach to learning
情境学习　situated learning

R

人格解体　depersonalization
人事工作　people work
认知结构　cognitive structure
融通　accommodation

S

深度学习　a deep approach to learning
施瓦茨中心座谈会　Schwartz Centre
　　Rounds
实体论者　entity theorists
适任情况　fitness to practice, FTP
数字化学习　digital learning
苏格拉底式对话　Socratic dialogue
随机对照试验　randomized controlled trials

T

同伴学习　peer learning

同化　assimilation
统一的课程　aligned curriculum

W

外在驱动的学习　extrinsically motivated
　　learning
问题导向式学习　problem-based learning
五年一度的再审核项目　five-yearly
　　revalidation programme
五年再审核周期　five-year revalidation
　　cycle

X

行动后反思　reflection-on-action
行动计划　action plan
行动研究　action research
行动中反思　reflection-in-action
虚拟学习环境　virtual learning environments
　　（VLEs）
需求层次理论　hierarchy of needs
学习成果　learning outcomes
学习历程　learning journey
学以致用　making meaning
循证实践　evidence-based practice

Y

移情映射　empathy mapping
引导性反思　guided reflection
英国医生辩护服务　doctors' defence service
　　UK
英国医学总会　The General Medical Council
元认知　metacognition

Z

沼泽洼地　swampy lowlands
执业医师　practitioner

职业倦怠　burnout

职业认同　professional identity

主治医生　consultant

自我内隐理论　implicit theories of the self

自我实现　self-actualization

自我效能　self-efficacy

自主学习　self-directed learning

最近发展区　zone of proximal development，ZPD

图书在版编目（CIP）数据

反思性实践能力培养：给医学生、医生和教师的指南 /（英）安德鲁·格兰特（Andrew Grant）原著；唐其柱主译 . —北京：人民卫生出版社，2023.2
ISBN 978-7-117-33995-7

Ⅰ.①反… Ⅱ.①安… ②唐… Ⅲ.①医学教育 – 研究 Ⅳ.①R–4

中国版本图书馆 CIP 数据核字（2022）第 208131 号

人卫智网	www.ipmph.com	医学教育、学术、考试、健康，购书智慧智能综合服务平台
人卫官网	www.pmph.com	人卫官方资讯发布平台

图字：01-2021-3190 号

反思性实践能力培养
给医学生、医生和教师的指南
Fansixing Shijian Nengli Peiyang
Gei Yixuesheng、Yisheng he Jiaoshi de Zhinan

主　　译：唐其柱
出版发行：人民卫生出版社（中继线 010-59780011）
地　　址：北京市朝阳区潘家园南里 19 号
邮　　编：100021
E - mail：pmph @ pmph.com
购书热线：010-59787592　010-59787584　010-65264830
印　　刷：三河市延风印装有限公司
经　　销：新华书店
开　　本：710×1000　1/16　印张：8
字　　数：148 千字
版　　次：2023 年 2 月第 1 版
印　　次：2023 年 2 月第 1 次印刷
标准书号：ISBN 978-7-117-33995-7
定　　价：68.00 元
打击盗版举报电话：010-59787491　E-mail：WQ @ pmph.com
质量问题联系电话：010-59787234　E-mail：zhiliang @ pmph.com
数字融合服务电话：4001118166　E-mail：zengzhi @ pmph.com

59检